1万5000人のデータに基づいた

すごい身長の伸ばし方

仲田整形外科クリニック院長
田邊雄

KADOKAWA

はじめに

本書は、身長のことで悩んでいるみなさんのための本です

- ☑ 身長を伸ばしたいが、どうしたらよいかわからないかた
- ☑ 身長は低くはないが、もっと伸ばしたいかた
- ☑ 180㎝を超えたらいいなと望んでいる男の子
- ☑ 石にかじりついても170㎝まで届きたい男の子
- ☑ 160㎝以上の身長を希望している女の子
- ☑ モデルみたいに、スラリとして背の高い女性が憧れの女の子
- ☑ 背が高くなって、モテたい男の子
- ☑ お子さんの低身長で病院に相談したら、「病院でできることは何もない」といわれたご両親

☑ 父母ともに低身長なので、お子さんも低身長になるのでは、と心配なご両親

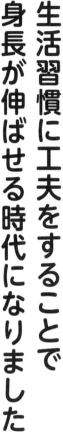

☑ 部活で、もしくはスポーツ選手として活躍したいから、身長を伸ばしたい男の子女の子

身長を伸ばしたいと願っているすべてのみなさんに

本書では、新しい成長の考え方を提案します

生活習慣に工夫をすることで身長が伸ばせる時代になりました

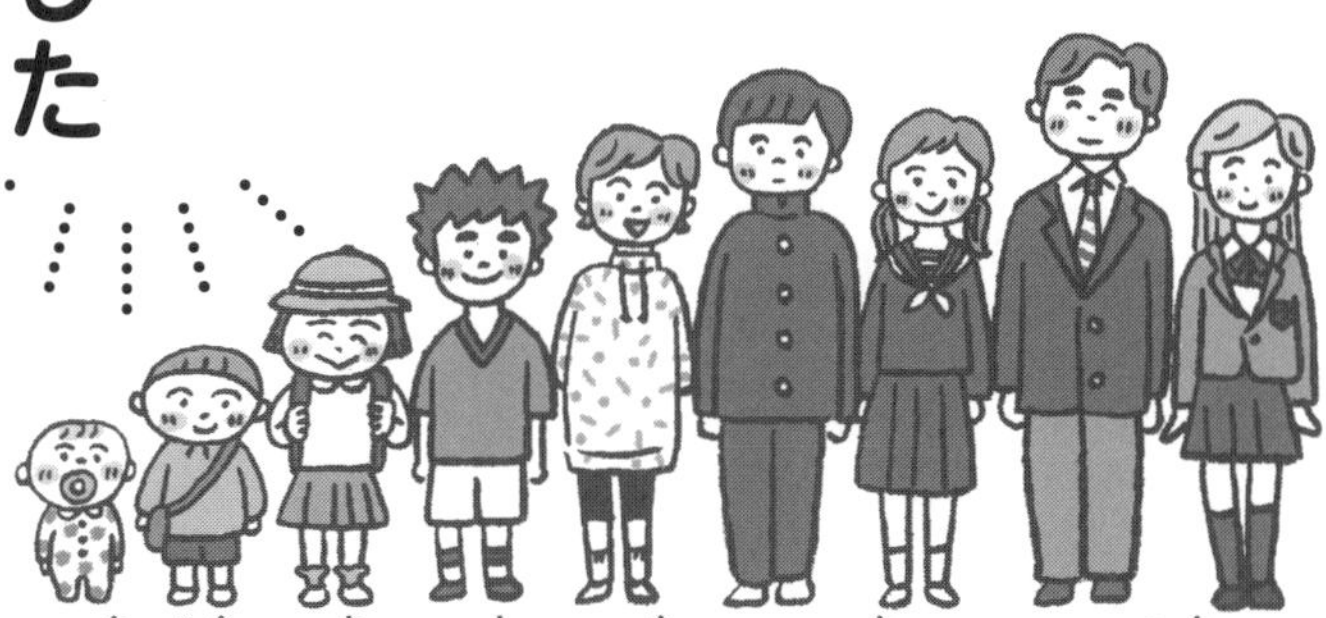

まず、データをそろえましょう

- 現在の身長
- 両親の身長
- 過去の身長
- 思春期症状（が始まった時期）
  ex. 女子なら胸がふくらむ
  男子なら陰毛が生える　など

さらに詳しく調べたい方は、

- レントゲン検査
- 血液検査

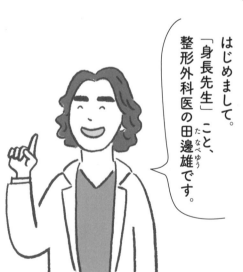

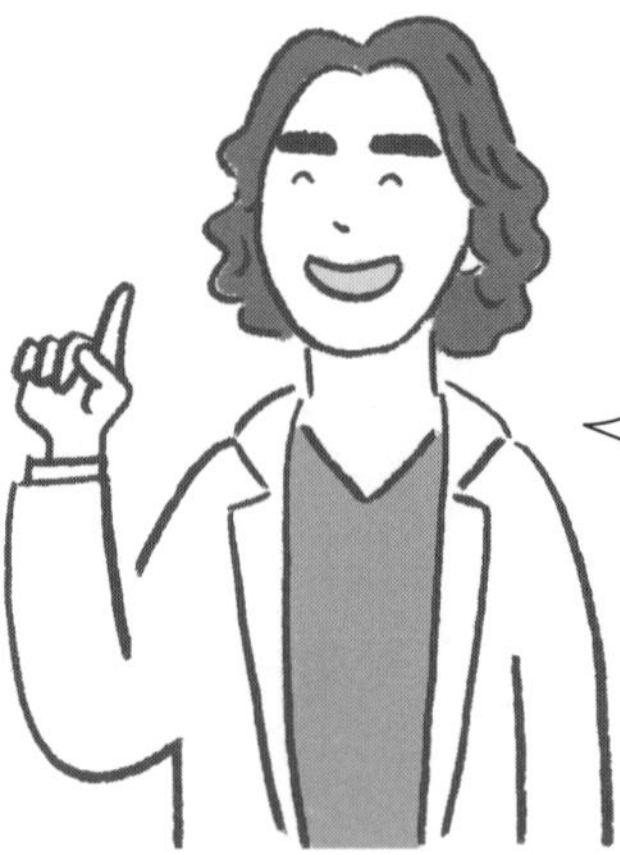

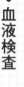

これが成長シート

成長シート（男の子用）

					マイナス2SD	1.75SD			1.5SD	1.25SD			マイナス1SD	0.75SD			0.5
5歳	96.1	96.6	97.1	97.6	98.1	98.7	99.2	99.8	100.3	100.9	101.4	102.0	102.5	103.0	103.6	104.1	104.6
	97.5	98.0	98.5	99.0	99.5	100.1	100.7	101.2	101.8	102.4	103.0	103.5	104.1	104.6	105.2	105.7	106.2
5歳6か月	98.9	99.4	99.9	100.4	100.9	101.5	102.1	102.7	103.3	103.9	104.5	105.1	105.8	106.3	106.8	107.3	107.9
	100.4	100.9	101.4	101.9	102.4	103.0	103.6	104.2	104.9	105.5	106.1	106.7	107.4	107.9	108.4	109.0	109.5
6歳	101.8	102.3	102.8	103.3	103.8	104.5	105.1	105.8	106.4	107.1	107.7	108.4	109.0	109.5	110.1	110.6	111.2
	103.3	103.8	104.3	104.8	105.3	105.9	106.6	107.2	107.8	108.5	109.1	109.7	110.4	111.0	111.5	112.1	112.7
6歳6か月	104.8	105.3	105.8	106.3	106.8	107.4	108.0	108.7	109.3	109.9	110.5	111.1	111.8	112.4	113.0	113.6	114.2
	106.2	106.7	107.2	107.7	108.2	108.8	109.4	110.0	110.6	111.3	111.9	112.5	113.1	113.8	114.4	115.0	115.7
7歳	107.5	108.0	108.5	109.0	109.5	110.1	110.8	111.4	112.0	112.6	113.3	113.9	114.5	115.1	115.8	116.4	117.1
	108.9	109.4	109.9	110.4	110.9	111.5	112.1	112.7	113.4	114.0	114.6	115.2	115.9	116.5	117.2	117.8	118.5
7歳6か月	110.2	110.7	111.2	111.7	112.2	112.8	113.5	114.1	114.7	115.4	116.0	116.6	117.3	117.9	118.6	119.2	119.9
	111.5	112.0	112.5	113.0	113.5	114.1	114.7	115.4	116.0	116.7	117.3	118.0	118.6	119.3	119.9	120.6	121.3
8歳	112.7	113.2	113.7	114.2	114.7	115.4	116.0	116.7	117.4	118.0	118.7	119.3	120.0	120.7	121.3	122.0	122.7
	114.0	114.5	115.0	115.5	116.0	116.6	117.3	117.9	118.6	119.3	119.9	120.6	121.3	121.9	122.6	123.3	124.0
8歳6か月	115.2	115.7	116.2	116.7	117.2	117.9	118.5	119.2	119.9	120.5	121.2	121.8	122.5	123.2	123.9	124.6	125.3
	116.5	117.0	117.5	118.0	118.5	119.1	119.8	120.4	121.1	121.8	122.4	123.1	123.8	124.5	125.2	125.9	126.6
9歳	117.7	118.2	118.7	119.2	119.7	120.4	121.0	121.7	122.4	123.0	123.7	124.3	125.0	125.7	126.5	127.2	128.0
	118.9	119.4	119.9	120.4	120.9	121.6	122.2	122.9	123.6	124.2	124.9	125.6	126.3	127.0	127.7	128.5	129.2
9歳6か月	120.1	120.6	121.1	121.6	122.1	122.8	123.5	124.1	124.8	125.5	126.2	126.8	127.5	128.3	129.0	129.8	130.6
	121.3	121.8	122.3	122.8	123.3	124.0	124.7	125.3	126.0	126.7	127.4	128.1	128.8	129.5	130.3	131.1	131.9
10歳	122.5	123.0	123.5	124.0	124.5	125.2	125.9	126.6	127.3	127.9	128.6	129.3	130.0	130.8	131.6	132.4	133.2
	123.7	124.2	124.7	125.2	125.7	126.4	127.1	127.8	128.6	129.3	130.0	130.8	131.5	132.3	133.1	133.8	134.6
10歳6か月	124.8	125.3	125.8	126.3	126.8	127.6	128.4	129.1	129.9	130.7	131.5	132.2	133.0	133.8	134.5	135.3	136.1
	126.4	126.9	127.4	127.9	128.4	129.2	129.9	130.7	131.5	132.2	133.0	133.7	134.5	135.3	136.1	136.8	137.6
11歳	128.0	128.5	129.0	129.5	130.0	130.8	131.5	132.3	133.0	133.8	134.5	135.3	136.0	136.8	137.5	138.3	139.0
	129.3	129.8	130.3	130.8	131.3	132.0	132.8	133.6	134.4	135.2	135.9	136.7	137.5	138.3	139.1	139.8	140.6
11歳6か月	130.5	131.0	131.5	132.0	132.5	133.3	134.1	134.9	135.8	136.6	137.4	138.2	139.0	139.8	140.6	141.4	142.3
	131.8	132.3	132.8	133.3	133.8	134.6	135.4	136.3	137.1	138.0	138.8	139.7	140.5	141.3	142.2	143.0	143.9
12歳	133.0	133.5	134.0	134.5	135.0	135.9	136.8	137.6	138.5	139.4	140.3	141.1	142.0	142.9	143.8	144.6	145.5
	134.5	135.0	135.5	136.0	136.5	137.4	138.3	139.2	140.1	141.0	141.9	142.8	143.8	144.7	145.6	146.5	147.4
12歳6か月	136.0	136.5	137.0	137.5	138.0	138.9	139.9	140.8	141.8	142.7	143.6	144.6	145.5	146.4	147.4	148.3	149.3
	137.5	138.0	138.5	139.0	139.5	140.5	141.4	142.4	143.4	144.3	145.3	146.3	147.3	148.2	149.2	150.2	151.1
13歳	139.0	139.5	140.0	140.5	141.0	142.0	143.0	144.0	145.0	146.0	147.0	148.0	149.0	150.0	151.0	152.0	153.0
	141.0	141.5	142.0	142.5	143.0	144.0	144.9	145.9	146.9	147.8	148.8	149.8	150.8	151.7	152.7	153.7	154.6
13歳6か月	143.0	143.5	144.0	144.5	145.0	145.9	146.9	147.8	148.8	149.7	150.6	151.6	152.5	153.4	154.4	155.3	156.3

成長シートが
みなさんの成長を
フォローします

詳しくは巻末の特典「成長シート」をチェックしてみてね！

背が伸びるとき、
どこが伸びるか、ご存じですか？

伸びるのは骨

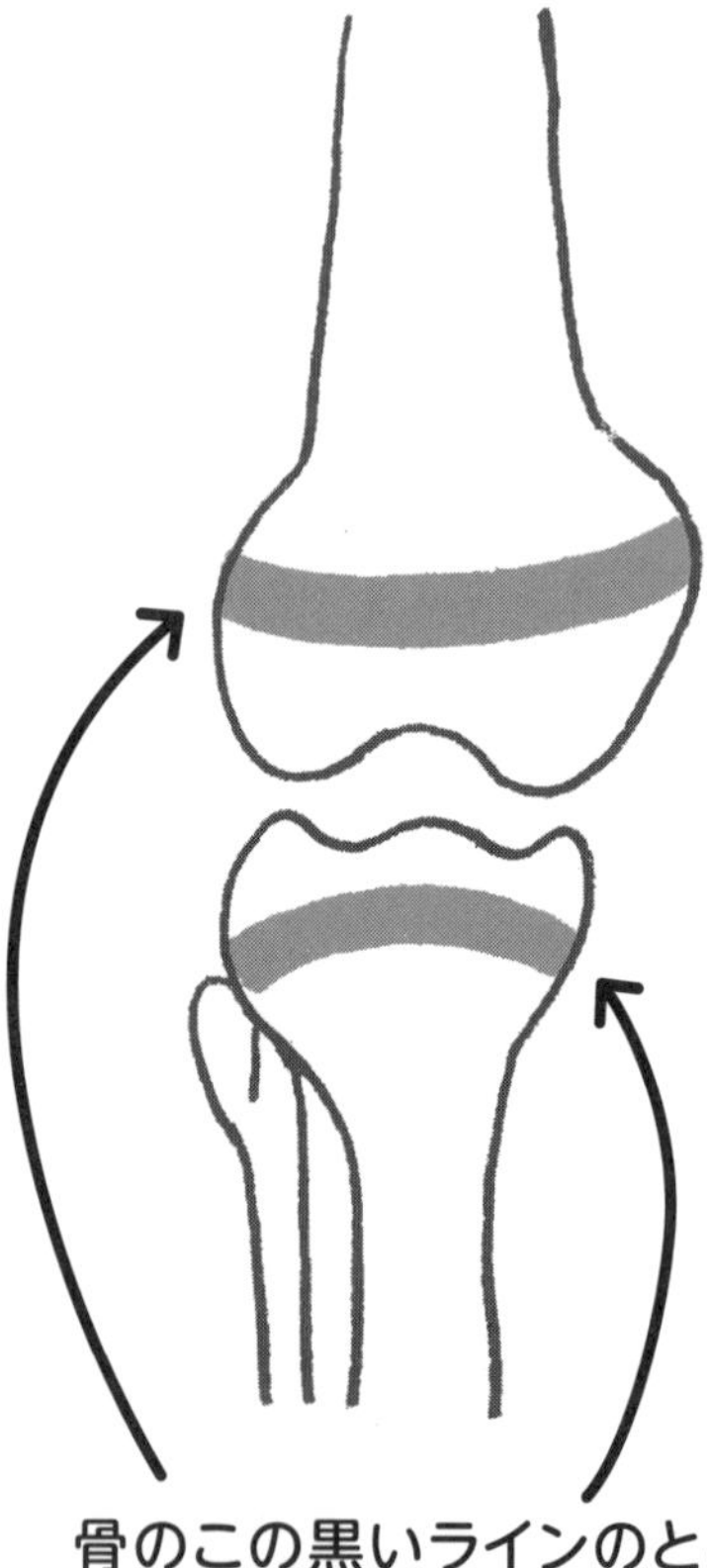

骨のこの黒いラインのところ
（骨端線《こったんせん》といいます）、
ココが伸びます。

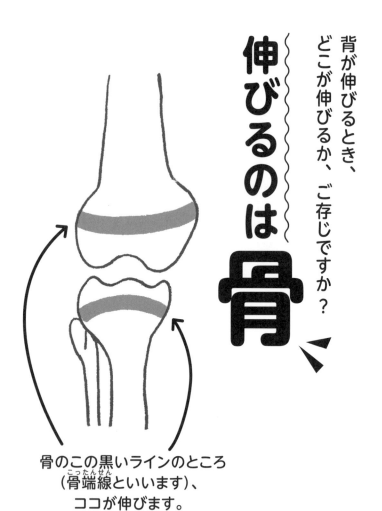

大きく身長が伸びる時期は限られています

それは、子どもの体から
大人の体へと変わっていく思春期

思春期が始まる時期は人それぞれ

- ☑ 早く思春期になるタイプ
- ☑ 遅れて思春期になるタイプ
- ☑ その中間の平均タイプ

身長を伸ばす方法を探るため、1万5000もの身長に関するデータを見てわかったことがあります

実は、晩熟のほうが
身長が高くなる傾向があります

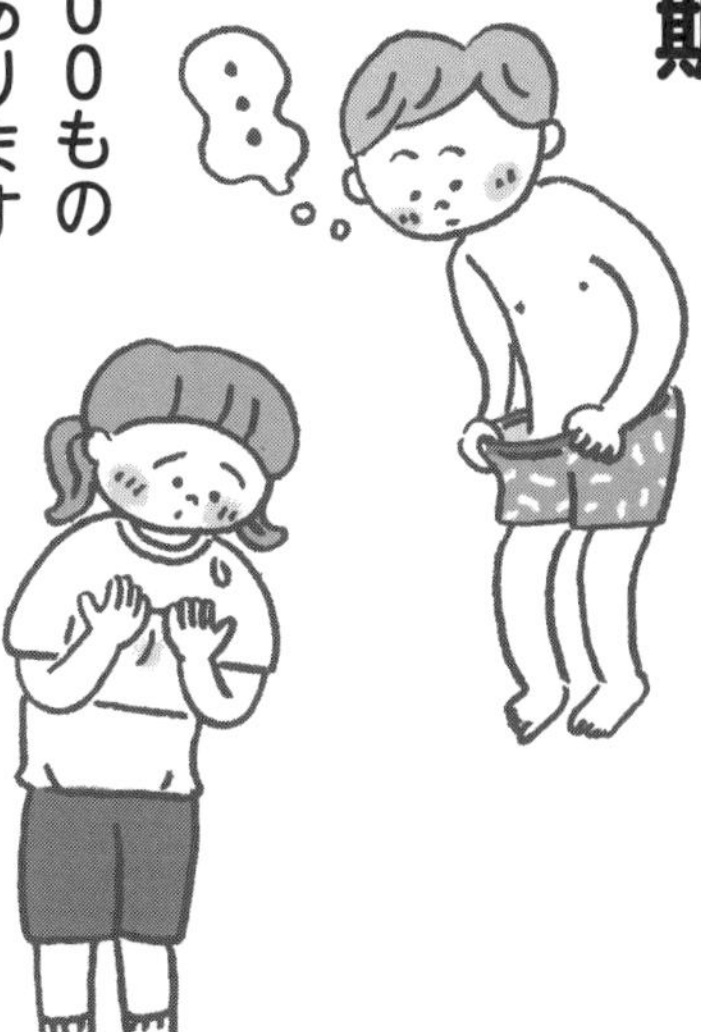

グラフにすると、こうなります

縦軸が骨の代謝の数値ALP（新たな骨がどれだけ作られているか）
横軸が時間（年齢）

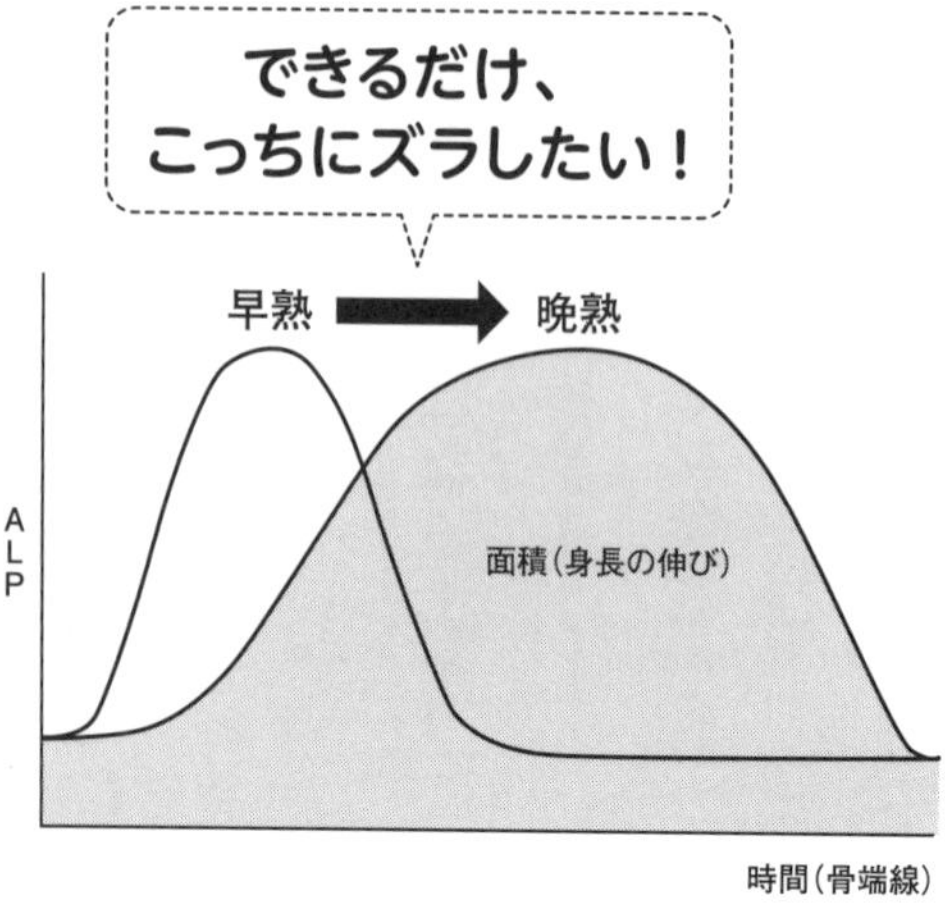

このグラフでは
山の面積が身長を表す

つまり、面積が広いほど
身長が高くなる
早熟より晩熟のほうが、
背が高くなりやすいのです

早熟化を遅らせる生活の工夫も重要

骨の代謝がふえれば、骨が育ち、身長も伸びます

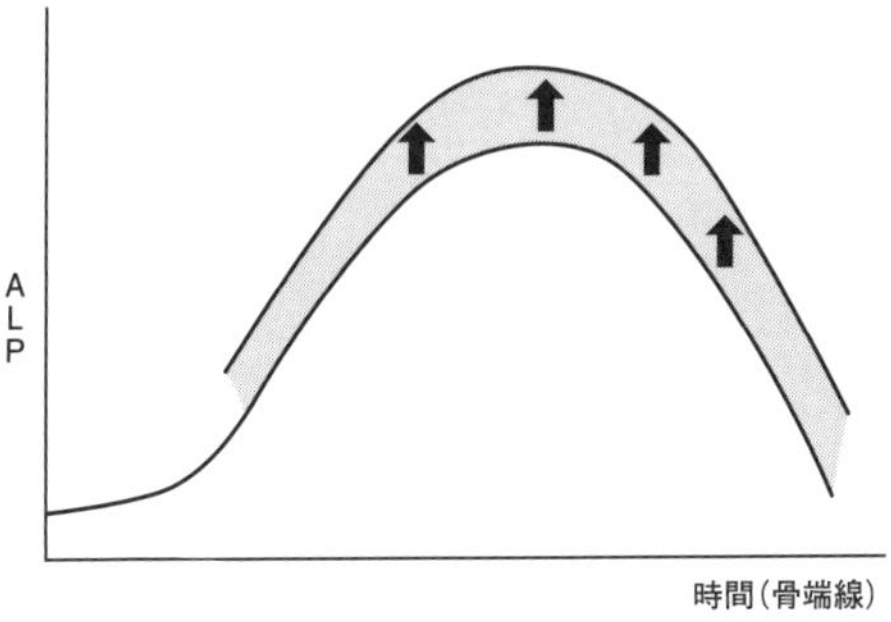

骨の代謝をふやす主な要因は2つ

- **成長を促す成長ホルモンの分泌をふやす**
- **骨を作る栄養をたっぷりとる**

そのために、

みなさんがやれることもわかっています！

ポイントは食事・睡眠・運動

食事

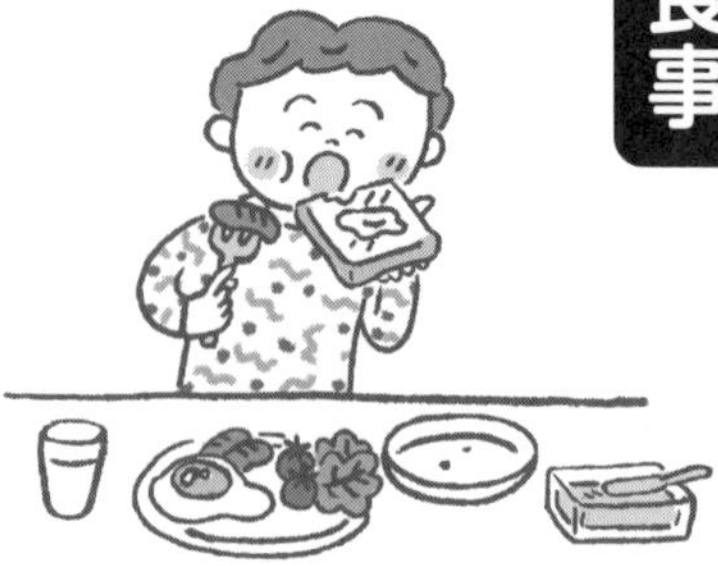

バランスよく食べることで
タンパク質・鉄・亜鉛・
ビタミンD・カルシウムなど、
重要栄養素をしっかり補給

睡眠

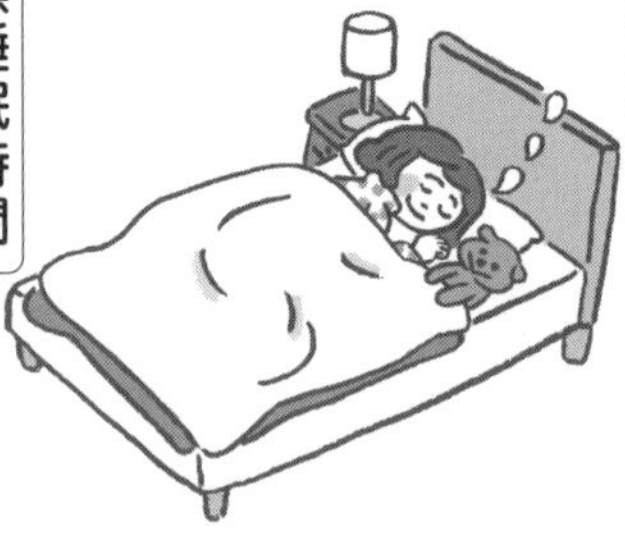

目標睡眠時間
- 小学生：9～11時間
- 中学生：8～11時間
- 高校生：7～10時間

最初の90分が超重要

運動

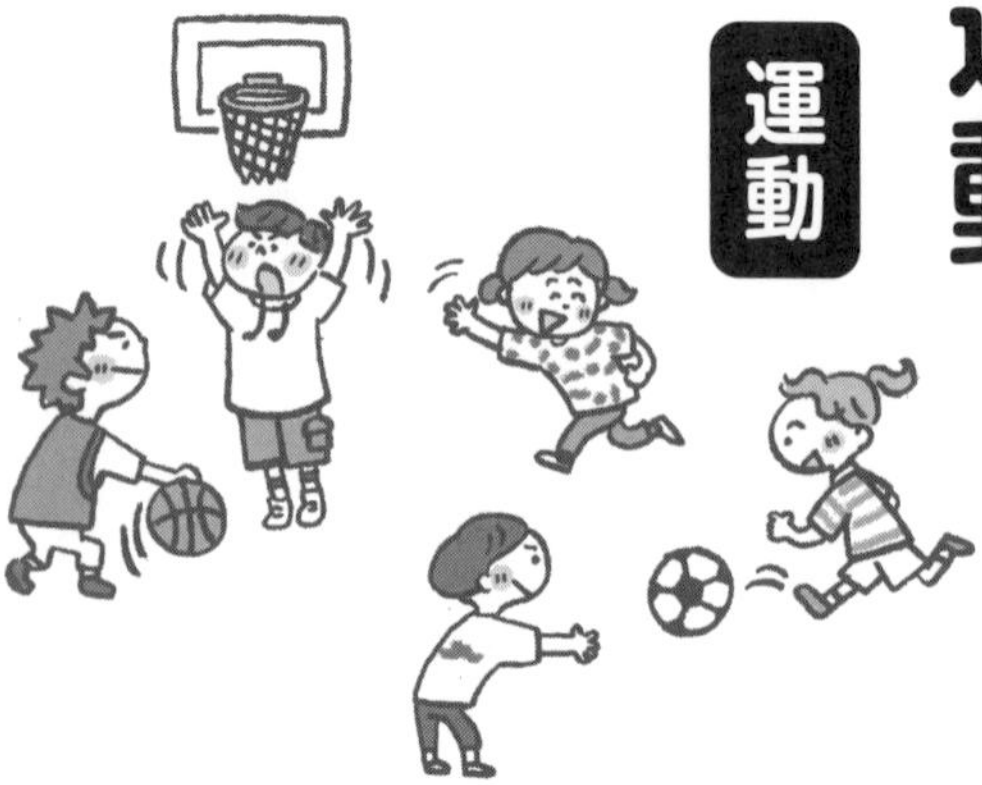

成長ホルモンの分泌を促す
睡眠の質を高める
栄養吸収力アップ

食事・睡眠・運動、やるべきことはとてもシンプル

しっかり食べて、よく体を動かし、よく眠る

身長を伸ばすために、
1日1日を大事に積み上げていきましょう

その積み重ねが
「あれ?」「けっこう伸びたね!」
いい結果(高身長)となって現れてきます

それは、決して奇跡なんかではありません
偶然の産物でもありません。あなた自身がもたらすものなのです

身長が伸びたかたからは、カッコよくなれた、モテるようになった、
部活で活躍できた、身長についての悩みが解消された、自信がついたなど、
たくさんの声をいただいています

では、さっそく始めましょう!

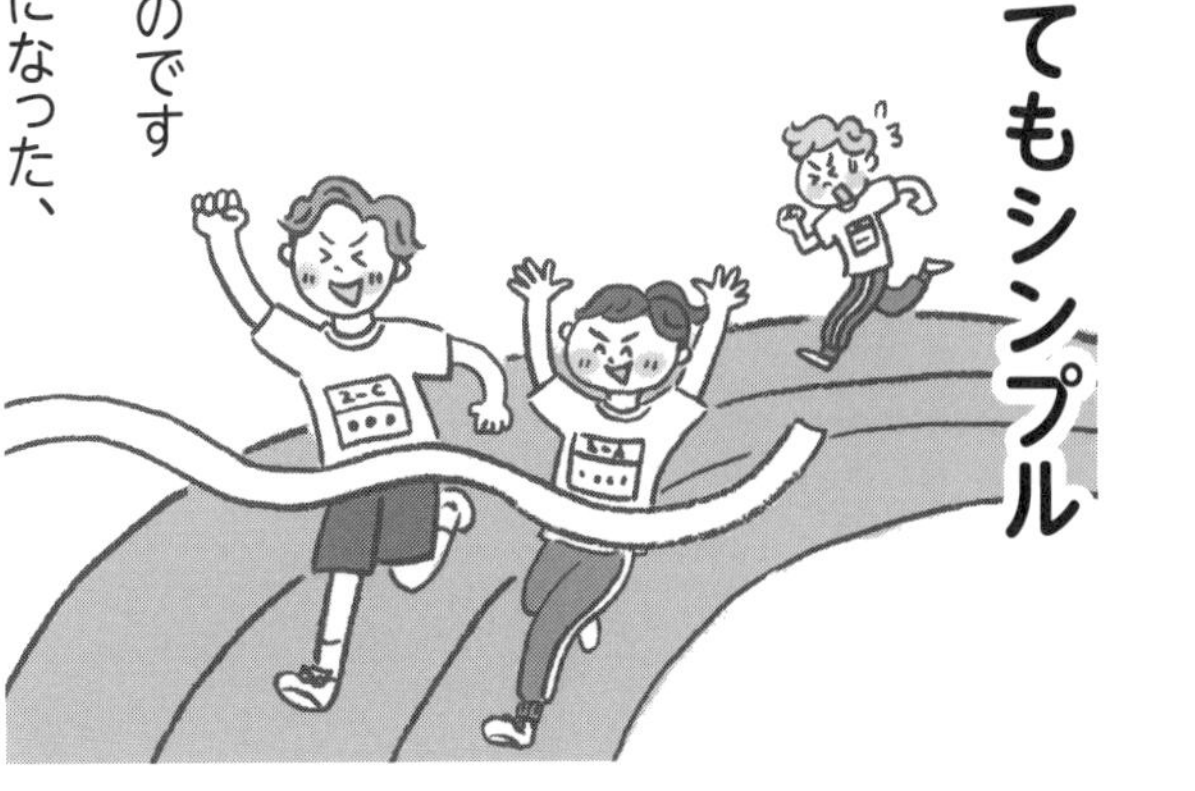

＼ 身長が伸びました！ ／

私がご紹介する身長を伸ばすメソッドを実践し、
こんなにも結果が出たかたたちがいらっしゃいます！

10歳7か月からチャレンジを始めました。牛乳を毎日飲んで、100g以上のタンパク質をとり、お菓子はガマン……。毎日決まった時間に眠るようにして、9時間睡眠を確保しています。スポーツはバスケを週に2～3時間。開始時点で、147cmだった身長が168cmに。**21cm伸びました！**目標身長は180cm。まだ時間があると思うので、がんばって目標身長まで伸ばしたいです。

13歳男子

	0.75SD		プラス1SD		1.25SD		1.5
	142.2	143.0	143.8	144.7	145.6	146.5	147.4
10歳6か月	143.9	144.7	145.5	146.4	147.4	148.3	149.3
	145.6	146.4	147.3	148.2	149.2	150.2	151.1
11歳	147.3	148.1	149.0	150.0	151.0	152.0	153.0
	149.2	150.1	151.0	152.0	153.1	154.1	155.1
11歳6か月	151.1	152.1	153.0	154.1	155.1	156.2	157.3
	153.1	154.0	155.0	156.1	157.2	158.3	159.4
12歳	155.0	156.0	157.0	158.1	159.3	160.4	161.5
	157.0	158.0	159.0	160.1	161.2	162.3	163.4
12歳6か月	159.0	160.0	161.0	162.1	163.1	164.2	165.3
	161.0	162.0	163.0	164.0	165.1	166.1	167.1
13歳	163.0	164.0	165.0	166.0	167.0	168.0	169.0
	164.5	165.5	166.5	167.5	168.4	169.4	170.4
13歳6か月	166.0	167.0	168.0	168.9	169.9	170.8	171.8
	167.5	168.5	169.5	170.4	171.3	172.2	173.1

サッカーのゴールキーパーをやっていて、身長を伸ばしたいと思って始めました。牛乳を毎日飲んで、肉もしっかり食べるようにしています（プロテインも飲んでいます）。決まった時間に寝て、睡眠時間は9～10時間。サッカーは週に4日、2～3時間がっつり練習。始めてまだ3か月ですが、この短期間で**4cm伸びました！**

11歳男子

	0		0.25SD		0.5	
9歳	130.9	131.5	132.2	132.8	133.5	134.1
	132.2	132.9	133.5	134.2	134.9	135.5
9歳6か月	133.6	134.3	135.0	135.6	136.3	137.0
	135.0	135.7	136.4	137.1	137.8	138.4
10歳	136.4	137.1	137.8	138.5	139.2	139.9
	137.7	138.5	139.2	140.0	140.7	141.5
10歳6か月	139.1	139.9	140.7	141.5	142.3	143.1
	140.7	141.5	142.3	143.2	144.0	144.8
11歳	142.0	142.9	143.8	144.6	145.5	146.4
	143.8	144.7	145.6	146.5	147.4	148.3
11歳6か月	145.5	146.4	147.4	148.3	149.5	150.2
	147.3	148.2	149.2	150.2	151.1	152.1
12歳	149.0	150.0	151.0	152.0	153.0	154.0

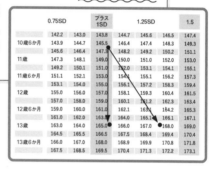

12歳男子

小学校卒業時点で153.0cm。身長にすごくコンプレックスがありました。牛乳を毎日飲んで、魚（カツオやマグロ）を意識して食べています。納豆とかは控え目に。運動は毎日2時間たっぷり。始めて半年で身長は**10cmくらい伸び**て、163.4cmまできました！　小学校からバレーボールをやっていて、**部活で活躍できるようになりました。**それがうれしいです！

		0.75SD		プラス1SD		1.25SD		1.5		1.75SD
11歳	146.4	147.3	148.1	149.0	150.0	151.0	152.0	153.0	154.0	155.0
	148.3	149.2	150.1	151.0	152.0	153.1	154.1	155.1	156.2	157.2
11歳6か月	150.2	151.1	152.1	153.0	154.1	155.1	156.2	157.3	158.3	159.4
	152.1	153.1	154.0	155.0	156.1	157.2	158.3	159.4	160.5	161.6
12歳	154.0	155.0	156.0	157.0	158.1	159.3	160.4	161.5	162.6	163.8
	156.0	157.0	158.0	159.0	160.1	161.2	162.3	163.4	164.5	165.6
12歳6か月	158.0	159.0	160.0	161.0	162.1	163.1	164.2	165.3	166.3	167.4
	160.0	161.0	162.0	163.0	164.0	165.1	166.1	167.1	168.2	169.2
13歳	162.0	163.0	164.0	165.0	166.0	167.0	168.0	169.0	170.0	171.0
	163.5	164.5	165.5	166.5	167.5	168.4	169.4	170.4	171.3	172.3
13歳6か月	165.0	166.0	167.0	168.0	168.9	169.9	170.8	171.8	172.7	173.6

14歳男子

11歳11か月から挑戦。そのときの身長が155.8cm。食事はタンパク質を意識してとるようにしています。睡眠時間は9時間くらい。スポーツは野球をやっています。ほかに、毎日運動30分。現在、**174cmまできました。**自分に自信がついた気がします。180cmまで伸びそうです！

	0.75SD		プラス1SD		1.25SD		1.5		1.75SD	
11歳	147.3	148.1	149.0	150.0	151.0	152.0	153.0	154.0	155.0	156.0
	149.2	150.1	151.0	152.0	153.1	154.1	155.1	156.2	157.2	158.2
11歳6か月	151.1	152.1	153.0	154.1	155.1	156.2	157.3	158.3	159.4	160.4
	153.1	154.0	155.0	156.1	157.2	158.3	159.4	160.5	161.6	162.7
12歳	155.0	156.0	157.0	158.1	159.3	160.4	161.5	162.6	163.8	164.9
	157.0	158.0	159.0	160.1	161.2	162.3	163.4	164.5	165.6	166.7
12歳6か月	159.0	160.0	161.0	162.1	163.1	164.2	165.3	166.3	167.4	168.4
	161.0	162.0	163.0	164.0	165.1	166.1	167.1	168.2	169.2	170.2
13歳	163.0	164.0	165.0	166.0	167.0	168.0	169.0	170.0	171.0	172.0
	164.5	165.5	166.5	167.5	168.4	169.4	170.4	171.3	172.3	173.3
13歳6か月	166.0	167.0	168.0	168.9	169.9	170.8	171.8	172.7	173.6	174.6
	167.5	168.5	169.5	170.4	171.3	172.2	173.1	174.0	174.9	175.8
14歳	169.0	170.0	171.0	171.9	172.8	173.6	174.5	175.4	176.3	177.1
	169.9	170.8	171.8	172.6	173.5	174.4	175.3	176.1	177.0	177.9
14歳6か月	170.8	171.6	172.5	173.4	174.3	175.1	176.0	176.9	177.8	178.6

目次

1章 成長についてまったく新しい考え方の提案

2章 身長はまず食事で伸ばす（メソッド1〜メソッド12）

3章 寝る子は本当に育つ（メソッド13～メソッド16）

4章 身長を伸ばす運動とは（メソッド17～メソッド21）

執筆協力／速水千秋
デザイナー／谷由紀恵
DTP／エヴリ・シンク
イラスト／さとうりさ（カバー）・ばばめぐみ（中面）
校正／一條正人
編集／戸田竜也（KADOKAWA）
出版プロデュース／天才工場 吉田浩
編集協力／株式会社マーベリック（大川朋子、奥山奥幸）、嶋屋佐知子

1章

成長についての
まったく新しい
考え方の提案

みなさん、ほうっておけば身長は勝手に伸びると考えていませんか？

みなさん、身長を何cmまで伸ばしたいですか？

私がまず最初に提案したいのは、自分の目標身長を決めることです。

というのも、ただ、ぼんやりと背が伸びればいいな、と思っているだけでは十分ではないからです。

お子さんの身長を伸ばすクリニックの外来で、みなさんの相談を受けていると、しばしば感じることがあります。

多くの人が、子どもの成長（身長の伸び）について誤解や勘違いをしています。

「身長はほうっておけば、勝手に伸びる」

というのが、とても多い誤解の１つです。

それと似たような誤解の１つに、

「高校生になったら、身長が伸びる」

と考えている人も、けっこうたくさんいらっしゃいます。
しかし、残念ですが、**「どうせいつか伸びるだろう」は甘い考え。**ほうって
おいて、身長が伸びる保証は何もありません。
まず**身長を伸ばそうという意志を持つ、決意を固めるのが大事、といっても
いいでしょう。**
そこから、すべてはスタートします。
高身長とは、**自分から積極的に身長を伸ばすためのアクションを起こすこと
で、獲得していくもの。**
そういう時代になってきました。
私の身長外来やYouTubeでの動画配信でも、こうした考えに基づいてお話
をさせていただいています。
では、もう一度、おたずねしましょう。
あなた（お子さん）は、目標や理想の身長がありますか？
もしもなかったら、自分の目標の身長を決めましょう。たとえば、「180㎝

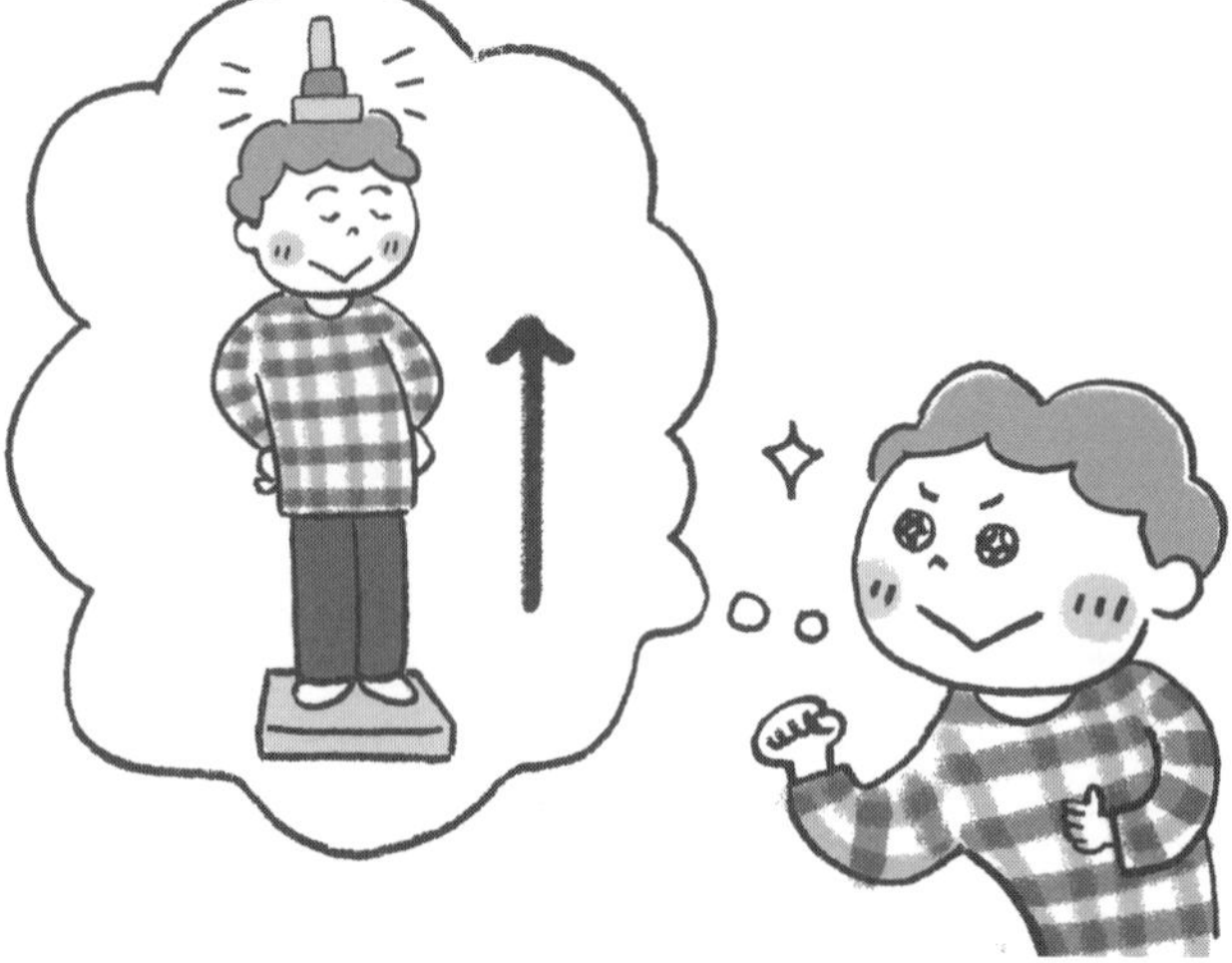

台までいけたらいいな！」「憧れている○○○○さんくらいになりたい！」といった理想の身長でも、もちろんＯＫです。男子なら、「絶対１７０㎝台には乗せたい」とか、女子なら「１６０㎝はほしい」「平均身長よりは、もうちょっと上がいい」など、いろいろな目標設定があります。

ただし、石にかじりついてでも、何が何でも達成したい最低ラインの目標値こそが重要。何が何でもという強い意志が大事なのです。

まずは、目指すところを定めること。

そして、その身長に１㎝ずつでも近づいていくために、日々、できることを積み重ねていく必要があります。

では、身長を伸ばすために、重要な要素とは何でしょうか。身長が伸びる仕組みはどんなメカニズムか、身長が止まる決め手となるのはどんな要素か、身長が高くなる人にはどんな特徴があるのかなどなど、医学的な研究の進展によって、新たにわかってきていることがあります。

こうした研究や新しいデータが身長を伸ばしていくための貴重な手がかりとなります。

データ＆論文なども紹介しながら、これから、成長ついての新しい考え方を紹介していきます。

データをそろえることが身長を伸ばすためのスタートライン

身長を伸ばすために、ぜひチェックしておきたい重要な要素が6つあります。それは、最終身長を左右する要素でもあります。まず、その6つをピックアップしておきます。

〈最終身長に関わる6要素〉

❶現在の身長

❷両親の身長

❸過去の身長

❹思春期症状

❺レントゲン検査

❻血液検査

それぞれ、簡単に解説します。

❶現在の身長

いうまでもなく、これから、**あなたの（お子さんの）身長を伸ばしていくためのスタートラインとなる数値**です。

この数値をベースに、最終身長も含めた将来の身長を考えていきます。

❷両親の身長

お子さんの身長は、ご両親からの遺伝的な影響を受けています。ご両親の身

長を確認しておきましょう。

❸過去の身長

現在に至るまでの身長の記録があれば、それは将来の身長を予測するための貴重な材料となります。

もしも記録があれば確認してください。詳しくわかればわかるほど役立ちます。

❹思春期症状

思春期とは、性ホルモンの分泌が始まる時期です。

男の子の体が男性の体へ、女の子の体が女性の体へと変わっていきます。

その**体の変化（男子なら「陰毛が生える」、女性なら「胸が大きくなる」など）がいつ始まったか、もしくは、まだ始まっていないか、チェックしておくことがとても大切**です。

思春期に入ると、身長の伸びにも加速がかかりますが、いつごろから思春期が始まったかが、身長の最終的な伸びと密接に関連しています。

❺レントゲン検査

本書では主に、手のレントゲン検査を取り上げます。**身長の伸びと最も関連の深い部分（骨の「骨端線《こったんせん》」といわれる箇所）を撮影し、それが最終身長を予測する重要なデータとなります。**

❻血液検査

私たちのクリニックでは、血液検査によって、多くの数値を調べますが、中でも、「ＡＬＰ」を重視します。

ALPは、骨の代謝を示す数値です。

これも、最終身長を予測する重要な指標となります。

レントゲン検査と血液検査の数値については、整形外科などで調べる必要がありますが、その前の4項目については、お子さん自身やご両親が確認できるものばかりです。わかるデータはできるだけそろえておくとよいでしょう。

身長について、「遺伝がすべてじゃない」とよくいわれるが……

これに対して、遺伝がすべてを決めているという考え方もあります。

遺伝がどれほど身長に影響しているのか、気になるかたは多いと思います。

遺伝ですべてが決まっているから、今さら努力しても仕方ないのでしょうか。

あるいは、遺伝はすべてではないからこそ、やれることがいろいろあるということになるのでしょうか。

マクロ的な視点で見る、すなわち、大きな母集団の中で身長の遺伝について考えてみるとしましょう。このとき、身長の遺伝率はほぼ100%になります。

いやそんなことはない。「遺伝身長よりも高くなった人がいる」「遺伝身長よりも低くなった人がいる」という反論をするかたもいらっしゃるでしょう。

もちろん、そうした事例があることは事実です。

しかし、日本人という大きな集団で考えたときには、日本人の平均身長は今年も来年も再来年もほとんど同じになります。

それは、確実に身長が遺伝しているということを意味します。

こうして身長が遺伝するがゆえに、私たちは、ご両親の身長から、お子さんの最終身長を予測することも可能になります。

ご両親の身長から予測される遺伝身長（最終身長）を導き出す計算式を紹介しましょう。２００７年に、現在の浜松医科大学教授である緒方《おがた》勤《つとむ》先生が発表した計算式です。

〈男子の場合〉

遺伝身長＝｛（父親の身長＋母親の身長＋13）÷２｝±９

〈女子の場合〉

遺伝身長＝｛（父親の身長＋母親の身長－13）÷２｝±８

あなたの（お子さんの）現在の身長から、遺伝身長を計算してみましょう。それが、ご両親の身長から導き出される、最終身長の予想値になります。

なお、男女の計算式の違いは、両親の身長から13を足すのか引くのかにあります。13㎝は、日本人の男女の平均的な身長差。男性（１７１㎝）－女性（１５８㎝）＝13㎝となります。式に±13することで、男女差を調節しています。

また、**男女とも式の最後に、±９と、±８という数字が加えられています。**

遺伝身長はこんなふうに計算（男子の場合）

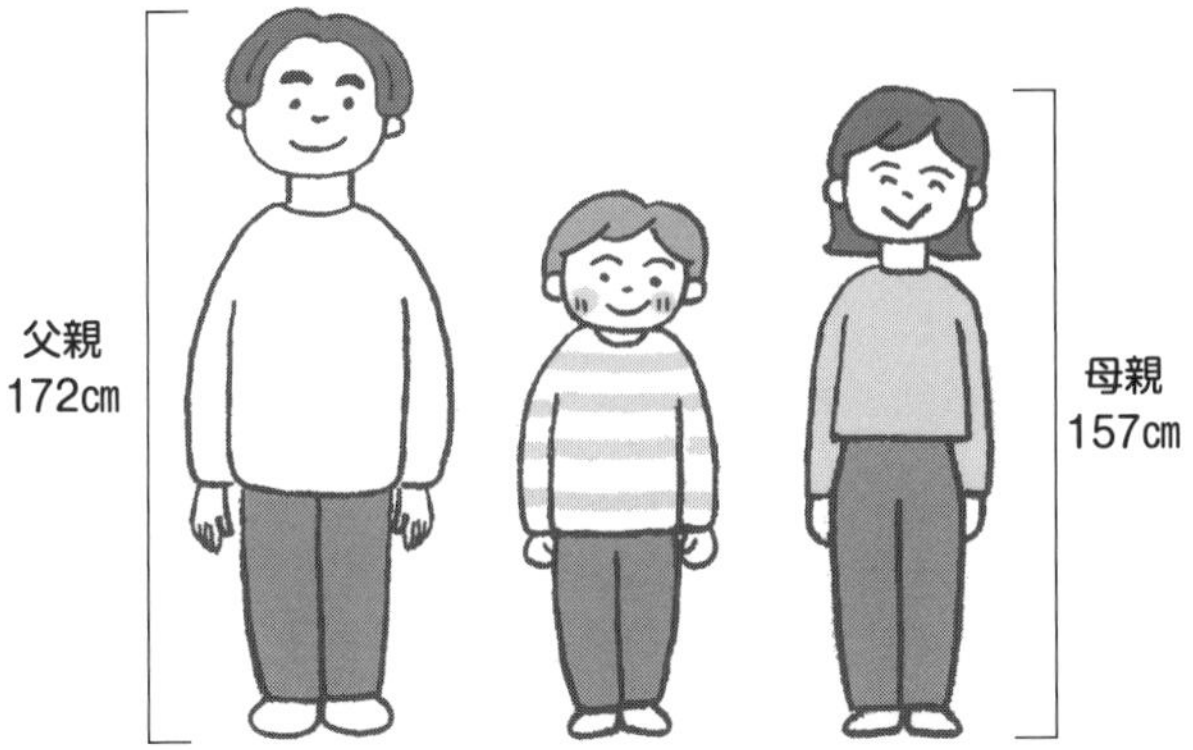

遺伝身長　(172+157+13)÷2=171㎝

これが、予想数値の振れ幅になります。

たとえば、男子の場合、父親が１７２㎝、母親が１５７㎝なら、（１７２＋１５７＋13）÷２で、遺伝身長は１７１㎝になります。

女子なら、（１７２＋１５７－13）÷２で、遺伝身長が１５８㎝になります。

いかがでしょうか？

自分の遺伝身長を計算してみて、「思ったより低い」と感じた人や、「なんとなく予想通りだった」という人もいらっしゃるでしょう。「自分が目標としている数値に届いていなくてガッカリ」という人も……。しかし、ここで決して気落ちする必要はありません。

この遺伝身長はあくまでも予想値。それに、この式には、振れ幅があること
も忘れないでください。

振れ幅は、先ほどから取り上げているケースでいえば、

男子なら、162㎝～180㎝

女子なら、150㎝～166㎝

という数値が予想されています。

162㎝と180㎝では、かなり大きな違いです。「振れ幅って、すごく大きいんだ」と思った人も多いでしょう。

同様に、女子の150㎝と166㎝というのも、かなり大きな差です。

遺伝によって私たちの身長は大きく影響を受けているものの、これだけの振れ幅があるということをぜひ理解しておきましょう。

その点では、遺伝がすべてではない、といってもいいでしょう。

最終身長として、これだけの差が出てくる可能性があるとき、どうやったら、プラス方向へと振れ幅を持っていくことができるのか。

これから、そのための方法をお話ししていくことになります。

病院に身長の相談に行ったら、「病気じゃないので何もできません」といわれた

ここで、**成長曲線**について触れておきましょう。

成長曲線とは、0歳から18歳ごろまでの多くの子どもたちの身長を測定し、年齢別の平均値を曲線でつないだものです。男子用と女子用があり、それぞれ、グラフ化されています。

次のページに一例として、男子用の成長曲線を紹介します。線が何本かありますが、**最も太い線が平均値の身長の曲線**です。

平均値の曲線の上下にある曲線は、平均値の身長からどれだけの隔たりがあるかを示すもの。

平均値より上には+1・0SD、+2・0SDの曲線があり、下には－1・0SD、－2・0SD、－2・5SDと－3・0SDの曲線が描かれています。

SDとは標準偏差（Standard Deviation）のことです。

－2・0SD以下が、医学上の「低身長」とされるもので、あてはまるのは、

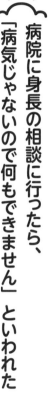

これが成長曲線！

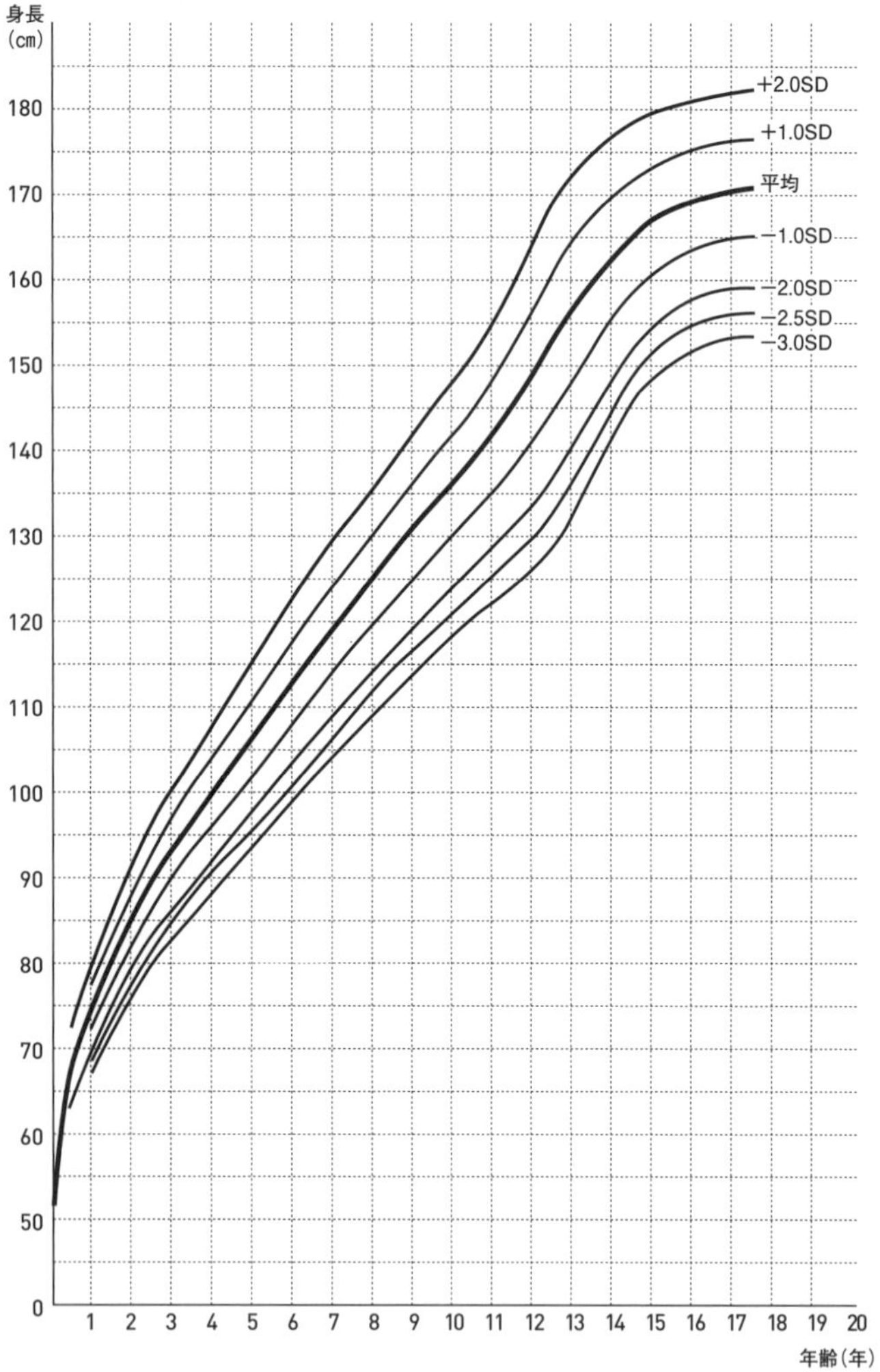

上記は「男の子」の成長曲線。しかし、このグラフだと詳細に何センチなのかがわかりにくい。
※「一般社団法人 日本小児内分泌学会、著者:加藤則子,磯島豪,村田光範 他:Clin Pediatr Endocrinol 25:71-76, 2016」より

日本人の人口の約2%とされています。

成長曲線にお子さんの数値を描き込んでいくと、その子の成長の特徴がわかるといわれています。

実際、成長曲線を描いてみて、自分のお子さんが平均値より身長が低めであった場合、親御さんとしては心配になるでしょう。

「このまま、身長の低いままで育ってしまうのだろうか」とか、「ひょっとしたら、成長に関連する病気があるのかもしれない」などなど。

それで病院に相談に行かれるかたもいらっしゃると思います。

しかし、その数値が医学上の「低身長」に該当していたり、検査で低身長の原因となる病気が見つかったりした場合をのぞけば、通常、病院は何もしてくれません（低身長を引き起こす病気については、76ページを参照）。

要するに、**平均値より身長がやや低めに推移しているだけでは、「病気じゃないので何もできません」といわれるだけ**でしょう。

むろん、病院のいっていることが間違いだというわけではありません。

しかし、こういうことはいえると思います。

病気ではないけれど、身長がやや低めの健康体の小・中学生のために、できることが何もないというのは間違いです。

身長を伸ばすためにできることがあります。

そのとっかかり、というより、**身長を伸ばすための重要な手助けのツールとなるのが、「身長先生の成長シート」（以降、成長シートと表記）**です。

続いて、成長シートについて説明させてください。

身長を1㎝でもより伸ばすためのみんなの武器、それが「成長シート」！

実をいうと、**成長曲線はお子さんの最終身長を予測するうえでは、あまり便利なツールではありません。**

グラフの縦軸が身長になりますが、身長の刻み方が粗すぎるために、「だいたい、このへん」というところしかわかりません。

自分でつけた（あるいは、お子さんの）数値に近いSD値の曲線を追っていって自分の最終身長を予想するとして、それも、「だいたい、そのへんくらいまで伸びるかも」ということしかわからないでしょう。

つまり、最終身長の予想をするには、この形式のグラフは、ほとんど役に立ちません。

そこで、私は、この成長曲線の数値を、すべて表に落とし込みました。

それが、**成長シート**です。

本書にも巻末特典として、成長シートをつけています。

男子用と女子用があります。

縦方向は年齢です。上から下へ、3歳から18歳まで、だいたい3か月刻みになっています。横方法がSD値です。右に行くほど、高身長になります。

この表を使って、身長について考えていきます。

まず、自分の現在の身長をチェックしましょう。

年齢の項目から、自分があてはまる年齢を見つけましょう。

最終身長の予想数値はこうなる

14歳	149.9	150.8	151.6	152.5
	151.3	152.2	153.0	153.9
14歳6か月	152.8	153.6	154.4	155.3
	154.3	155.1	155.8	156.6
15歳	155.8	156.5	157.3	158.0
	156.5	157.3	158.0	158.8
15歳6か月	157.3	158.0	158.8	159.5
	158.0	158.8	159.5	160.3
16歳	158.8	159.5	160.3	161.0
	159.0	159.8	160.5	161.3
16歳6か月	159.3	160.0	160.8	161.5
	159.5	160.3	161.0	161.8
17歳	159.8	160.5	161.3	162.0
	160.0	160.8	161.5	162.3
17歳6か月	160.3	161.0	161.8	162.5
	160.5	161.3	162.0	162.8
18歳	160.8	161.5	162.3	163.0

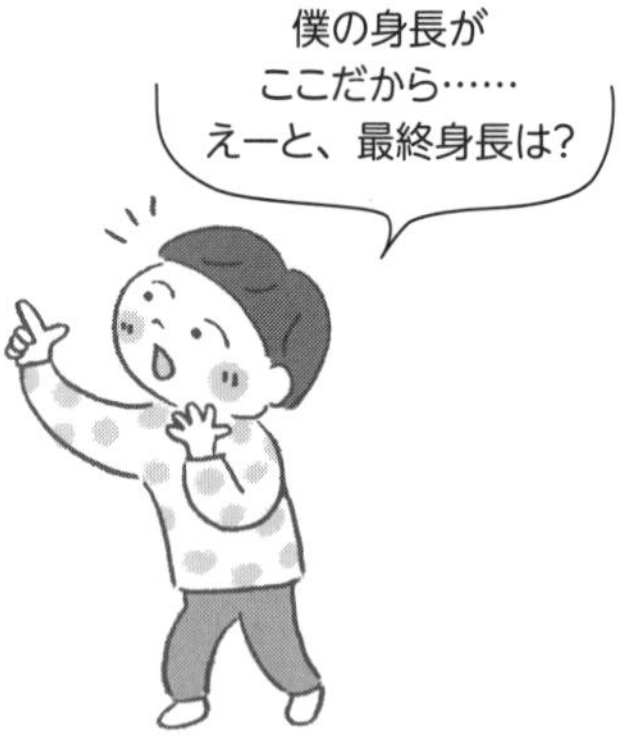

現在の身長からその列を真下へ下っていった数値が、平均的に伸びた場合の最終身長となる

その際、月齢までチェックしておくことが大事です。

自分の現在の年齢月齢が見つかったら、真横へと視線をズラしていって、自分の身長のあるところを見つけてください。

それがあなた（お子さん）のいる現在値です。

さて、ここで、まずわかることがあります。今、自分の身長のあるところから、真下にその列を下っていって、いちばん下の数値を見てください。

それが、あなたの最終身長の予想値です。

これは、**あなたの現在の身長が、平均的に伸びた場合の最終身長の予想数値**ということになります。

たとえば、14歳0か月で152・5㎝のお子さんが、平均的に身長が伸びていった場合、18歳のときに、163・0㎝になるという予測になります。

もちろん、これは、「最終宣告」ではありません。

繰り返しますが、あくまでも平均的に身長が伸びていった場合の数値ということになります。


成長とともに数値が右にシフトしていけば、平均よりも伸び率が高いということで、最終身長はその平均身長よりも大きくなります。

逆に、**左にシフトしていけば、伸び率が平均よりも低く、結果として、最終身長が平均の最終身長よりも低くなります。**

この身長の伸びに大きく影響を与える要素があります。

それが、「早熟」「晩熟」という要素です。

思春期に身長が大きく伸びる仕組みとは？

早熟、晩熟について触れる前に、子どもの成長の仕組み自体について簡単に解説しておきます。

子どもの身長が大きく伸びる時期は2回あります。

1回目は赤ん坊時代の第一次性徴の時期。2回目が第二次性徴の時期、つまり、思春期です。

子どもから大人へと成長していくための主力となっているのが、脳の下垂体《かすいたい》から分泌される成長ホルモンです。

成長ホルモンが分泌されることで、身長をはじめとして、体の成長が進んでいきます。

ほかに成長に関わるホルモンが2つあって、それが、甲状腺《こうじょうせん》ホルモンと、性ホルモンです。

思春期に入ると、性ホルモンの分泌が始まります。

脳下垂体から、性腺刺激《せいせんしげき》ホルモンが分泌され、男子なら精巣《せいそう》から男性ホルモンが、女子なら卵巣《らんそう》から女性ホルモンが分泌されます。

性ホルモンの分泌が始まることによって、生殖器の発達や乳房の発達などの大人への変化が起こっていきます。このときに、身長も加速度的に伸びること

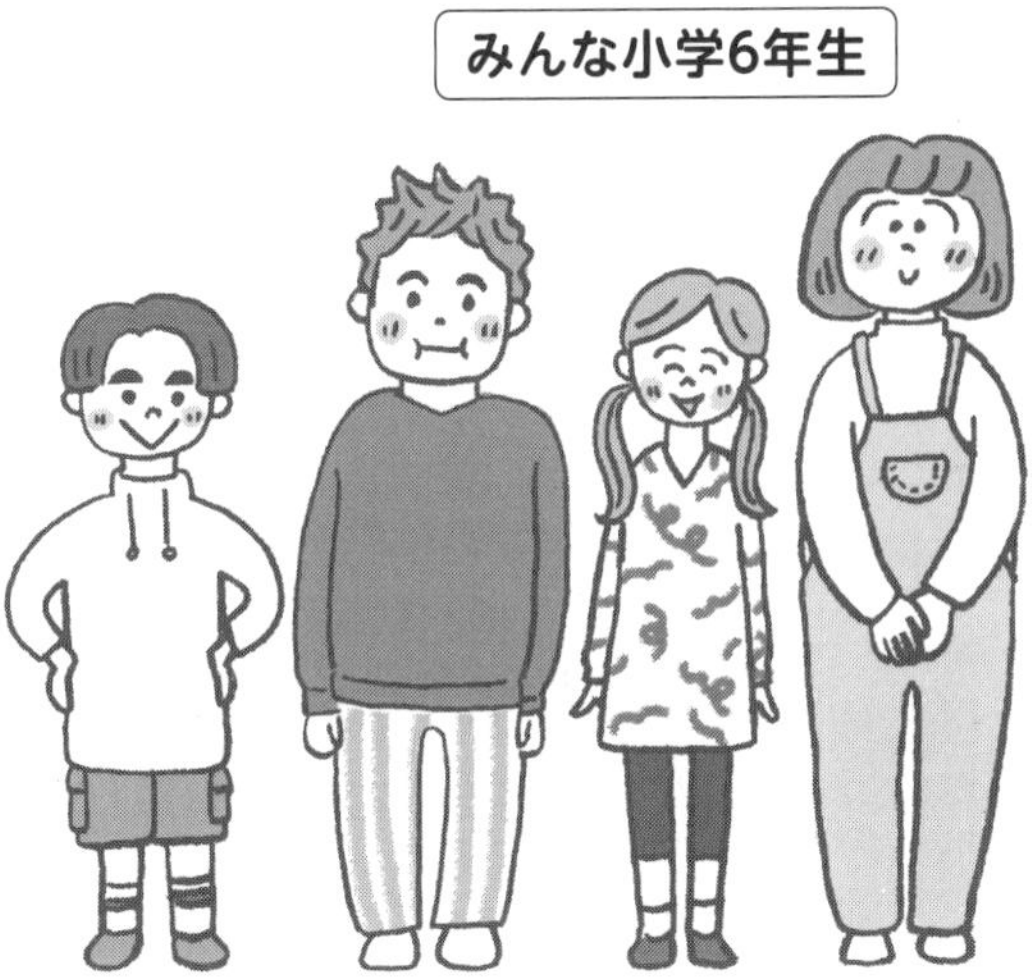

同じ学年でも、人によって「早熟」か「晩熟」かで身長の伸びに差が出てくる

になります。

思春期に入るタイミングは、個人差があり、**早く思春期に入るお子さんもいれば、思春期に入るタイミングが遅れるお子さんもいます。前者が「早熟」、後者が「晩熟」**になります。

そして、**早熟か、晩熟かによって、身長の伸びには大きな違いが生まれる**のです。

思春期に入り、急激に身長が伸びていくと、成長シートでは右に数値がシフトしていきます。その身長の伸びは、成長のラストスパートでもあります。

ラストスパートが早く始まって、早く終わるのが早熟です。

「思春期早発症」という疾患《しっかん》があります。

通常、女子は9～11歳ごろ、男子は11～13歳ごろより思春期が始まりますが、それよりも早く（2～3年以上早く）開始されてしまう疾患です。

すると、低年齢で急速に体が成熟し、小柄のままで身長の伸びが止まってしまいます。

思春期早発症であることがわかったら、男性ホルモンや女性ホルモンの分泌を抑制するような投薬を行い、思春期の進行を遅らせる治療を行います。

思春期早発症の場合が典型であるわけですが、そこまで至らずとも早い時期に成熟が始まることは、身長が低くなる要因となっています。

早熟なお子さんは、身長の伸びがピークを超えると、急速に伸び率が低くなり、成長シートで、今度は数値が逆に左にシフトしていきます。

一方、この**ラストスパートが遅く始まって、遅く終わるのが晩熟**です。

最終身長は、晩熟のほうが高くなる傾向があります。

ですから、自分が（お子さんが）どちらのタイプか、早熟タイプか晩熟タイプなのか把握しておくことが大事です。

続いて、自分が早熟か晩熟か考えるうえで鍵となる情報を押さえておきましょう。

身長の伸びるサインとは？ また、身長の止まるサインとは？

思春期は、子どもから大人への移行期で、男女とも体の変化が起こってきますが、中でも思春期症状の始まりの目安となるのが、次のような症状です。

〈女子の思春期の始まりの目安〉
- **胸がふくらむ**

〈男子の思春期の始まりの目安〉
- **陰毛が生え始める**

女子では、多くの場合、10～11歳から胸がふくらみ始めるといわれています。

一方、男子の場合、精巣容量が一定量以上に大きくなることが医学上の思春期開始の指標とされていますが、これは医師でなければ判断できませんから、自分で確認できる陰毛で判断するとよいでしょう。

男子の陰毛が生え始めるのが、平均12歳0か月〜10か月ごろといわれています。これが、身長が大きく伸び始めるサインです。

すでに思春期症状が出ている人は、自分がいつから胸がふくらんだか、陰毛が生え始めたかを確認してみましょう。

その年齢がわかったら、早熟、晩熟の目安がこちら、

〈女子の場合〉

- **胸がふくらむのが9歳0か月未満で始まる→早熟**
- **胸がふくらむのが12歳以降で始まる→晩熟**

〈男子の場合〉

- **陰毛の生え始めが11歳6か月より早い→早熟**
- **陰毛の生え始めが13歳以降→晩熟**

自分の年齢とつきあわせると、早熟なのか、晩熟なのか、それとも、その間の平均的なタイプなのかがわかってくるでしょう。

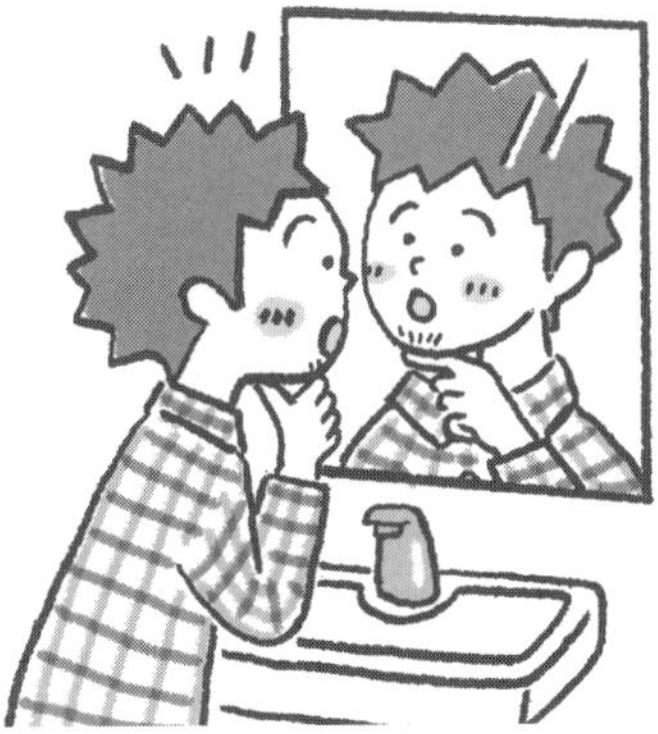

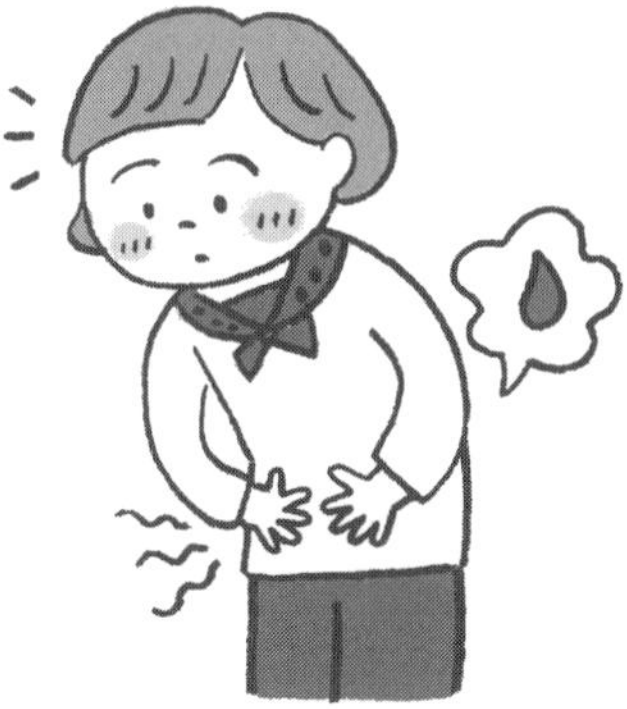

身長が止まるサインについても触れておきます。

〈女子の身長が止まるサインとは？〉
・**初潮**

〈男子の身長が止まるサインとは？〉
・**ひげ（あご下）が生える**

女子の身長が止まるサインは初潮です。

女子の場合、思春期症状のうち、初潮があって生理が始まると、身長の伸びに急ブレーキがかかります。

このあと詳しく説明しますが、身長の伸びとは、骨の伸びとイコールです。それぞれの骨の端に骨端線という部分があって、そこが伸びるのです。

しかし、**初潮が始まると、一気に骨端線の成長が止まり（これを「骨端線が閉じる」といいます）、身長が伸びにくくなる**という特徴があります。

女子の場合、身長が伸びる時期というのは男子よりも早く始まり、終わりも早くきます。**14歳くらいの時点で最終身長のほとんどが決まります。**

どうしてこのようなことが起きるかというと、女性ホルモンであるエストロゲンに骨端線を閉じる強力な作用があるためです。

女子では、平均的には11歳ごろに身長の伸び率のピークが訪れ、ピークを超えると、急速に伸び率が下がり、15～16歳で最終身長になります。

男子も、成長期になると、ほかにも体の変化が起こってきます。

1つが、声変わりであり、もう1つが、**ひげ**が生えてくることです。

のどの声帯が成熟すると、声が低くなっていきます。声変わりは、成長がピークを迎えるサインと考えられます。また、男性ホルモンの増加によって、ひげも濃くなります。それと前後して骨端線を閉じる作用が強まるため、ひげが生えてきたことは、身長の伸びが後半戦に入ってきたことを示します。ただし、ひげの評価は難しく、うぶ毛みたいなものをひげと評価するのか、もっと濃くなったものをひげとするか、そのニュアンスも個人によって異なります。いちばんわかりやすいのが、**あごの下に生えてくるひげ。**これは、身長の伸びの止まるサインと見ることができます。

いずれにしても、あごひげ以外はあいまいな部分が多いため、ひげのみで判断するのではなく、レントゲンや採血などを併用して評価するほうがよいでしょう。

男子の場合、**11歳ごろから急激に身長が伸び始め、13歳ごろにピークを迎え、17、18歳前後で最終身長**に達します。

早熟な人や、晩熟な人の場合、**それぞれ、±1年前後、超早熟、超晩熟だと±2年前後、平均より期間がズレる**ことになります。

ご自分の年齢（お子さんの年齢）と、思春期症状がいつごろ始まったか、または、まだ始まっていないか、チェックしてみましょう。

それによって、自分が思春期のどのあたりにいるか、早熟なのか、晩熟なのかも推測できるようになるでしょう。

続いて、早熟、晩熟という要素が身長にどんな影響を及ぼすか考えていきます。

早熟の人の身長の伸び方、晩熟の人の身長の伸び方はどう違うのか

もしも、過去の身長がわかっているかたは、成長シートに過去の身長も描き込んでみてください。

過去の身長をシート上にチェックし、それらを結んだラインを見てみましょう。すると、いろいろ新たにわかってくることがあります。

成長シートでは、基本的には、右にシフトするということは、最終身長が高くなることを意味します。

ただし、最終的に、すべてのケースで身長が高くなるわけではないので、注意が必要です。

男子の場合、まず身長が高くなると予想されるのは、成長シートの数値の動きにどんな特徴の見られるときかといえば、

① **10歳未満で右にシフトしていったとき**
② **14歳以降（思春期の後半）で右にシフトしていっているとき**

この2つのケースでは、身長が高くなることが予想されます。

ところが、この中間の時期に成長シートが右にシフトしているケースは、例外になります。

つまり、10歳～12歳ぐらいまで、**思春期が始まるか始まらないかの時期に、大きく右にシフトしているタイプのほうの男子は、早熟傾向が強く、あとで左に折り返してしまう可能性があるのです（身長が低くとどまる可能性あり）。**

女子の場合も同様で、**8歳未満なら、右に行けば行くほどよい**と思います。

しかし、**8～10歳の間で、大きく右にシフトすると、早熟のケースがあり、その後、数値が左へシフトしていく（身長が低くなる）傾向**がありますから、注意が必要です。

早熟のお子さんの成長シートは、たとえば、次のページのような感じになります。これは、あくまでもイメージとお考えください。

早熟タイプの身長の伸び方

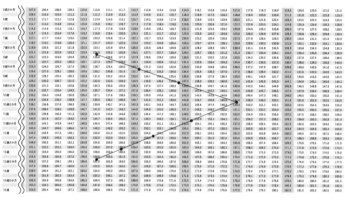

5歳6か月	107.9	108.4	108.9	109.5	110.0	110.6	111.1	111.7	112.3	112.8	113.4	113.9
	109.5	110.0	110.5	111.1	111.6	112.2	112.8	113.3	113.9	114.5	115.1	115.7
6歳	111.2	111.7	112.2	112.8	113.3	113.9	114.5	115.1	115.7	116.2	116.8	117.4
	112.7	113.3	113.8	114.4	115.0	115.6	116.2	116.7	117.3	117.9	118.5	119.0
6歳6か月	114.2	114.8	115.5	116.1	116.7	117.3	117.8	118.4	119.0	119.5	120.1	120.7
	115.7	116.3	116.9	117.6	118.2	118.8	119.4	120.0	120.5	121.1	121.7	122.3
7歳	117.1	117.7	118.3	119.0	119.6	120.2	120.8	121.4	122.1	122.7	123.3	123.9
	118.5	119.1	119.8	120.4	121.1	121.7	122.3	122.9	123.6	124.2	124.8	125.4
7歳6か月	119.9	120.5	121.2	121.8	122.5	123.1	123.8	124.4	125.0	125.6	126.3	126.9
	121.3	121.9	122.6	123.2	123.9	124.5	125.2	125.8	126.5	127.1	127.7	128.4
8歳	122.7	123.3	124.0	124.6	125.3	126.0	126.6	127.3	127.9	128.6	129.2	129.9
	124.0	124.7	125.3	126.0	126.7	127.3	128.0	128.6	129.3	129.9	130.6	131.2
8歳6か月	125.3	126.0	126.7	127.4	128.1	128.7	129.4	130.0	130.7	131.3	132.0	132.6
	126.6	127.3	128.1	128.8	129.5	130.1	130.8	131.4	132.1	132.7	133.3	134.0
9歳	128.0	128.7	129.4	130.2	130.9	131.5	132.2	132.8	133.5	134.1	134.7	135.4
	129.2	130.0	130.7	131.5	132.2	132.9	133.5	134.2	134.9	135.5	136.2	136.8
9歳6か月	130.6	131.3	132.1	132.8	133.6	134.3	135.0	135.6	136.3	137.0	137.7	138.3
	131.9	132.7	133.4	134.2	135.0	135.7	136.4	137.1	137.8	138.4	139.1	139.8
10歳	133.2	134.0	134.8	135.6	136.4	137.1	137.8	138.5	139.2	139.9	140.6	141.3
	134.8	135.4	136.2	136.9	137.7	138.5	139.2	140.0	140.7	141.5	142.2	143.0
10歳6か月	136.1	136.8	137.6	138.3	139.1	139.9	140.7	141.5	142.3	143.1	143.9	144.7
	137.6	138.4	139.2	139.9	140.7	141.5	142.3	143.2	144.0	144.8	145.6	146.4
11歳	139.0	139.8	140.5	141.3	142.0	142.9	143.8	144.6	145.5	146.4	147.3	148.1
	140.6	141.4	142.2	143.0	143.8	144.7	145.6	146.5	147.4	148.3	149.2	150.1
11歳6か月	142.3	143.1	143.9	144.7	145.5	146.4	147.4	148.3	149.3	150.2	151.1	152.1
	143.9	144.7	145.6	146.4	147.3	148.2	149.2	150.2	151.1	152.1	153.1	154.0
12歳	145.5	146.4	147.3	148.1	149.0	150.0	151.0	152.0	153.0	154.0	155.0	156.0
	147.4	148.3	149.2	150.1	151.0	152.0	153.0	154.0	155.0	156.0	157.0	158.0
12歳6か月	149.3	150.2	151.1	152.1	153.0	154.0	155.0	156.0	157.0	158.0	159.0	160.0
	151.1	152.1	153.1	154.0	155.0	156.0	157.0	158.0	159.0	160.0	161.0	162.0
13歳	153.0	154.0	155.0	156.0	157.0	158.0	159.0	160.0	161.0	162.0	163.0	164.0
	154.6	155.6	156.6	157.5	158.5	159.5	160.5	161.5	162.5	163.5	164.5	165.5
13歳6か月	156.3	157.2	158.1	159.1	160.0	161.0	162.0	163.0	164.0	165.0	166.0	167.0
	157.9	158.8	159.7	160.6	161.5	162.5	163.5	164.5	165.5	166.5	167.5	168.5
14歳	159.5	160.4	161.3	162.1	163.0	164.0	165.0	166.0	167.0	168.0	169.0	170.0
	160.8	161.6	162.5	163.4	164.3	165.2	166.1	167.1	168.0	168.9	169.9	170.8
14歳6か月	162.0	162.9	163.8	164.6	165.5	166.4	167.3	168.1	169.0	169.9	170.8	171.6
	163.3	164.1	165.0	165.9	166.8	167.6	168.4	169.2	170.0	170.8	171.6	172.4
15歳	164.5	165.4	166.3	167.1	168.0	168.8	169.5	170.3	171.0	171.8	172.5	173.3

5歳6か月	114.5	115.1	115.8	116.4	117.0	117.6	118.3	118.9	119.5	120.0	120.5	121.0	121.5
	116.3	116.9	117.5	118.1	118.8	119.4	120.0	120.6	121.3	121.8	122.3	122.8	123.3
6歳	118.0	118.6	119.3	119.9	120.5	121.1	121.8	122.4	123.0	123.5	124.0	124.5	125.0
	119.6	120.3	120.9	121.5	122.2	122.8	123.5	124.1	124.8	125.3	125.8	126.3	126.8
6歳6か月	121.3	121.9	122.6	123.2	123.8	124.5	125.2	125.8	126.6	127.0	127.5	128.0	128.5
	122.9	123.5	124.2	124.9	125.6	126.2	126.9	127.6	128.3	128.8	129.3	129.8	130.3
7歳	124.6	125.2	125.9	126.6	127.3	127.9	128.6	129.3	130.0	130.5	131.0	131.5	132.0
	126.0	126.7	127.4	128.1	128.8	129.5	130.2	130.9	131.6	132.1	132.6	133.1	133.6
7歳6か月	127.5	128.2	128.9	129.7	130.4	131.1	131.8	132.5	133.3	133.8	134.3	134.8	135.3
	129.0	129.7	130.5	131.2	131.9	132.7	133.4	134.1	134.9	135.4	135.9	136.4	136.9
8歳	130.5	131.3	132.0	132.8	133.5	134.3	135.0	135.8	136.5	137.0	137.5	138.0	138.5
	131.9	132.6	133.4	134.2	134.9	135.7	136.5	137.2	138.0	138.5	139.0	139.5	140.0
8歳6か月	133.3	134.0	134.8	135.6	136.4	137.2	137.9	138.7	139.5	140.0	140.5	141.0	141.5
	134.6	135.4	136.2	137.0	137.8	138.6	139.4	140.2	141.0	141.5	142.0	142.5	143.0
9歳	136.0	136.8	137.6	138.4	139.3	140.1	140.9	141.7	142.5	143.0	143.5	144.0	144.5
	137.5	138.3	139.2	140.0	140.8	141.6	142.5	143.3	144.1	144.6	145.1	145.6	146.1
9歳6か月	139.0	139.8	140.7	141.5	142.4	143.2	144.1	144.9	145.8	146.3	146.8	147.3	147.8
	140.5	141.3	142.2	143.1	143.9	144.8	145.7	146.5	147.4	147.9	148.4	148.9	149.4
10歳	142.0	142.9	143.8	144.6	145.5	146.4	147.3	148.1	149.0	149.5	150.0	150.5	151.0
	143.8	144.7	145.6	146.5	147.4	148.3	149.2	150.1	151.0	151.5	152.0	152.5	153.0
10歳6か月	145.5	146.4	147.4	148.3	149.3	150.2	151.1	152.1	153.0	153.5	154.0	154.5	155.0
	147.3	148.2	149.2	150.2	151.1	152.1	153.1	154.0	155.0	155.5	156.0	156.5	157.0
11歳	149.0	150.0	151.0	152.0	153.0	154.0	155.0	156.0	157.0	157.5	158.0	158.5	159.0
	151.0	152.0	153.1	154.1	155.1	156.2	157.2	158.2	159.3	159.8	160.3	160.8	161.3
11歳6か月	153.0	154.1	155.1	156.2	157.3	158.3	159.4	160.4	161.5	162.0	162.5	163.0	163.5
	155.0	156.1	157.2	158.3	159.4	160.5	161.6	162.7	163.8	164.3	164.8	165.3	165.8
12歳	157.0	158.1	159.3	160.4	161.5	162.6	163.8	164.9	166.0	166.5	167.0	167.5	168.0
	159.0	160.1	161.2	162.3	163.4	164.5	165.6	166.7	167.8	168.3	168.8	169.3	169.8
12歳6か月	161.0	162.1	163.1	164.2	165.3	166.3	167.4	168.4	169.5	170.0	170.5	171.0	171.5
	163.0	164.0	165.1	166.1	167.1	168.2	169.2	170.2	171.3	171.8	172.3	172.8	173.3
13歳	165.0	166.0	167.0	168.0	169.0	170.0	171.0	172.0	173.0	173.5	174.0	174.5	175.0
	166.5	167.5	168.4	169.4	170.4	171.3	172.3	173.3	174.3	174.8	175.3	175.8	176.3
13歳6か月	168.0	168.9	169.9	170.8	171.8	172.7	173.6	174.6	175.5	176.0	176.5	177.0	177.5
	169.5	170.4	171.3	172.2	173.1	174.0	174.9	175.8	176.8	177.3	177.8	178.3	178.8
14歳	171.0	171.9	172.8	173.6	174.5	175.4	176.3	177.1	178.0	178.5	179.0	179.5	180.0
	171.8	172.6	173.5	174.4	175.3	176.1	177.0	177.9	178.8	179.3	179.8	180.3	180.8
14歳6か月	172.5	173.4	174.3	175.1	176.0	176.9	177.8	178.6	179.5	180.0	180.5	181.0	181.5
	173.3	174.1	175.0	175.9	176.8	177.6	178.5	179.4	180.3	180.8	181.3	181.8	182.3
15歳	174.0	174.9	175.8	176.6	177.5	178.4	179.3	180.1	181.0	181.5	182.0	182.5	183.0

いったん右にシフトしていった数値が、ピークを超えると左にシフトしていく

いったん右へシフトしていった身長が、ピークを超えると、左にシフトしていきます。早熟の子の特徴として、短期間で右端へシフトしていった数値が、ピーク後は、同じように短期間のうちに急速に左にシフトし始めるという傾向があります。

その結果として、最終身長は低くなってしまうのです。

晩熟のお子さんの成長シートを見てみましょう。

右側に大きくシフトしています。

この大きく伸びている時期が、何歳なのかが問題です。

晩熟タイプの身長の伸び方

	151.1	152.1	153.1	154.0	155.0	156.1	157.2	158.3	159.4	160.5	161.6	162.7	163.8	164.3	164.8	165.3	165.8
12歳	153.0	154.0	155.0	156.0	157.0	158.1	159.3	160.4	161.5	162.6	163.8	164.9	166.0	166.5	167.0	167.5	168.0
	155.0	156.0	157.0	158.0	159.0	160.1	161.2	162.3	163.4	164.5	165.6	166.7	167.8	168.3	168.8	169.3	169.8
12歳6か月	157.0	158.0	159.0	160.0	161.0	162.1	163.1	164.2	165.3	166.3	167.4	168.4	169.5	170.0	170.5	171.0	171.5
	159.0	160.0	161.0	162.0	163.0	164.0	165.1	166.1	167.1	168.2	169.2	170.2	171.3	171.8	172.3	172.8	173.3
13歳	161.0	162.0	163.0	164.0	165.0	166.0	167.0	168.0	169.0	170.0	171.0	172.0	173.0	173.5	174.0	174.5	175.0
	162.5	163.5	164.5	165.5	166.5	167.5	168.4	169.4	170.4	171.3	172.3	173.3	174.3	174.8	175.3	175.8	176.3
13歳6か月	164.0	165.0	166.0	167.0	168.0	168.9	169.9	170.8	171.8	172.7	173.6	174.6	175.5	176.0	176.5	177.0	177.5
	165.5	166.5	167.5	168.5	169.5	170.4	171.3	172.2	173.1	174.0	174.9	175.8	176.8	177.3	177.8	178.3	178.8
14歳	167.0	168.0	169.0	170.0	171.0	171.9	172.8	173.6	174.5	175.4	176.3	177.1	178.0	178.5	179.0	179.5	180.0
	168.0	168.9	169.9	170.8	171.8	172.6	173.5	174.4	175.3	176.1	177.0	177.9	178.8	179.3	179.8	180.3	180.8
14歳6か月	169.0	169.9	170.8	171.6	172.5	173.4	174.3	175.1	176.0	176.9	177.8	178.6	179.5	180.0	180.5	181.0	181.5
	170.0	170.8	171.6	172.4	173.3	174.1	175.0	175.9	176.8	177.6	178.5	179.4	180.3	180.8	181.3	181.8	182.3
15歳	171.0	171.8	172.5	173.3	174.0	174.9	175.8	176.6	177.5	178.4	179.3	180.1	181.0	181.5	182.0	182.5	183.0
	171.4	172.2	172.9	173.7	174.5	175.3	176.2	177.0	177.9	178.7	179.6	180.4	181.3	181.8	182.3	182.8	183.3
15歳6か月	171.8	172.6	173.4	174.2	175.0	175.8	176.6	177.4	178.3	179.1	179.9	180.7	181.5	182.0	182.5	183.0	183.5
	172.1	173.0	173.8	174.7	175.5	176.3	177.1	177.8	178.6	179.4	180.2	181.0	181.8	182.3	182.8	183.3	183.8
16歳	172.5	173.4	174.3	175.1	176.0	176.8	177.5	178.3	179.0	179.8	180.5	181.3	182.0	182.5	183.0	183.5	184.0
	172.8	173.7	174.5	175.4	176.3	177.0	177.8	178.5	179.3	180.0	180.8	181.5	182.3	182.8	183.3	183.8	184.3
16歳6か月	173.1	174.0	174.8	175.7	176.5	177.3	178.0	178.8	179.5	180.3	181.0	181.8	182.5	183.0	183.5	184.0	184.5
	173.4	174.3	175.1	175.9	176.8	177.5	178.3	179.0	179.8	180.5	181.3	182.0	182.8	183.3	183.8	184.3	184.8
17歳	173.8	174.6	175.4	176.2	177.0	177.8	178.5	179.3	180.0	180.8	181.5	182.3	183.0	183.5	184.0	184.5	185.0
	173.9	174.8	175.6	176.4	177.3	178.0	178.8	179.5	180.3	181.0	181.8	182.5	183.3	183.8	184.3	184.8	185.3
17歳6か月	174.1	175.0	175.8	176.7	177.5	178.3	179.0	179.8	180.5	181.3	182.0	182.8	183.5	184.0	184.5	185.0	185.5
	174.3	175.2	176.0	176.9	177.8	178.5	179.3	180.0	180.8	181.5	182.3	183.0	183.8	184.3	184.8	185.3	185.8
18歳	174.5	175.4	176.3	177.1	178.0	178.8	179.5	180.3	181.0	181.8	182.5	183.3	184.0	184.5	185.0	185.5	186.0

最終身長(予測)

右に右にシフトしていくが、伸び方によって真下か右下のどちらかへシフトする

時期によっては、左に折れ返ってしまう可能性もあるからです。

この場合は15歳6か月。つまり、14歳以降に大きく右側にシフトしているところから、間違いなく晩熟タイプと考えられます。

すると、このままか、より伸びて高めの最終身長に達する可能性があります。

これ以外にも、過去からの身長を並べてみると、ほぼ、一直線上に下りてきているといったケースもあります。

平均的な伸びをしていることになりますが、そうした場合、今後も似たような伸び方が考えられますから、最終身長も、シートの真下の数字に近くなることが予

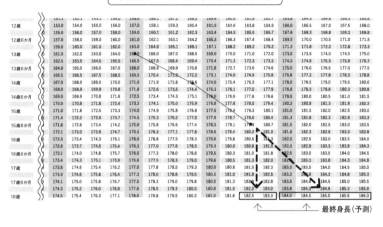

想されます。

このように成長シートを活用して、自分のおおよその最終身長を予測することも可能になります。

私自身は、YouTubeで、みなさんからいただいたデータをもとに、最終身長予測を続けてきました（興味のあるかたは、ぜひそちらもチェックしてみてください）。

続いて、最終身長を考えるうえで、非常に重要な2つのポイントについてお話ししましょう。

まず、骨端線です。

身長が伸びるというのは骨が伸びることだった！

身長が伸びるというのはどういうことなのか、改めて、そのメカニズムをお話ししましょう。

まず、骨端線について説明します。

骨端線とは、成長期のお子さんの骨の末端にあって、新しい骨の組織を作り出して骨を伸ばす重要な役割を持つ部分、軟骨成分を含む組織のことです。

骨は通常、レントゲンを撮ると白く写ります。

成長期にあるお子さんの骨の端には、白い骨の端のほうに黒い線の入った部分が見られます。

レントゲンでは、**軟骨は白く写らず、黒い線状に見えます。これが骨端線**です。

人体には全部で２０６の骨があるといわれていますが、それらの骨に骨端線があると考えていただいていいでしょう。

成長期の子どもたちの骨では、新しい骨を作る骨《こつ》芽《が》細胞《さいぼう》の活動が盛んになり、栄養素をどんどん取り込みながら、骨の代謝がどんどん進み、新しい骨が作られていきます。

この新しい骨が作り出されている現場が骨端線です。ここで骨の代謝が繰り返されることで軟骨細胞が成長して伸び、その結果として身長が伸びていく。これが身長の伸びるメカニズムにほかなりません。

そして、**骨が成長を終えると、骨端線として見えていた線状の黒い部分が骨**

骨端線はこんなふうに閉じる

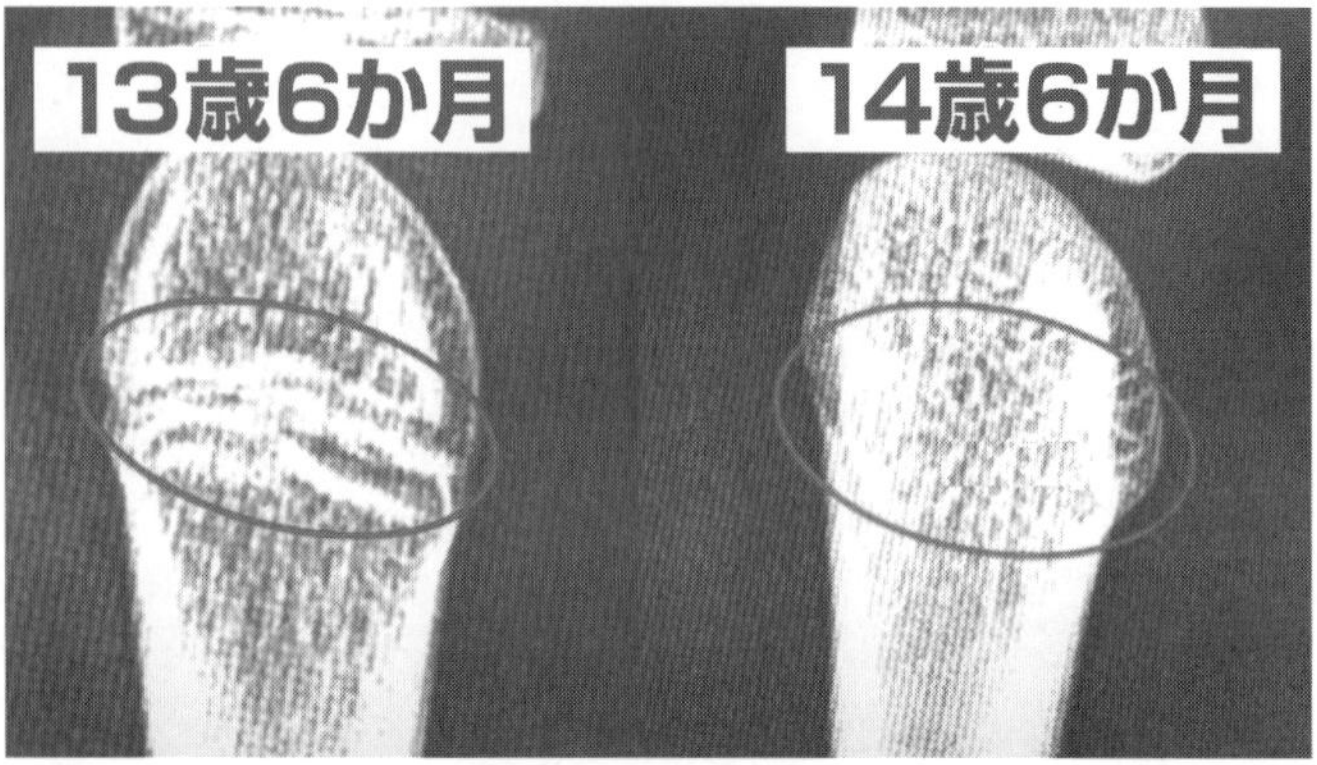

上記はレントゲンの画像。13歳6か月（左）にあった骨端線が、
1年後の14歳6か月（右）では消えてしまっている

からなくなっていきます。これを、「骨端線が閉じた」と表現します。

男女共通していえることですが、身長の伸びが止まるサインの1つが、この骨端線が閉じることです。

骨が成長しているからこそ骨端線が見えているわけで、成長が終わりにさしかかると、だんだん骨端線が閉じていきます。

いいかえれば、**骨端線がまだ開いている状態であれば、まだまだ身長が伸びていく可能性がある**ということです。

一方、骨端線が閉じ始めると、身長の伸びが終わりに近づいていることになります。

すべての骨の骨端線が閉じてしまったら、もう身長は伸びません。

私たちは、通常、**左手の骨のレントゲン**を撮って、そのお子さんの骨端線の状態を確認します。

骨端線は基本的に、指先のほうから閉じていきます。

どれくらいの骨端線が閉じてしまっているか、左手の骨の1つ1つをレントゲンの画像でチェックします。年齢が進むにしたがって、閉じているところがふえていきますから、その比率から骨年齢を判定します。

なお、骨端線はレントゲンなどの画像上でしか見ることができません。確認するには専門の医療機関を受診する必要があります。


このように骨端線の画像確認を通じて、骨年齢を判定し、成長の進行具合や身長が止まるタイミングを把握することができます。

それから、もう1つ、より精密な身長予測を行うために欠かせない指標があります。

それが、**ALP**の測定値です。

続いて、ALPについて説明しましょう。

「あと身長がどれくらい伸びるか」はＡＬＰで決まる

ＡＬＰとは、「Alkaline Phosphatase（アルカリホスファターゼ）」の略語で、肝臓で作られる酵素の一つですが、その数値を骨の代謝の指標と見なすことができます。

血液検査によって、いろいろな数値がわかりますが、身長の伸びを考えるとき、血中に放出されたＡＬＰの量は最も重要な値といってもいいのです。

というのも、ＡＬＰの測定値を知ることで、これから、どれくらい身長が伸びていくか、かなり精密に予測ができるからです。

成長期に入ると、骨の代謝が盛んになる（つまり、骨端線での軟骨細胞が成長し、背が伸びていく）にしたがって、ＡＬＰの測定値が大幅に上昇していきます。いったん５００くらいまで上昇し、そこでピークを形作ると、以降、ＡＬＰの数値がへっていきます。

この数値によって、その後の身長の伸びを予測することができるのです。

ALPが思春期にどんな変化をするか

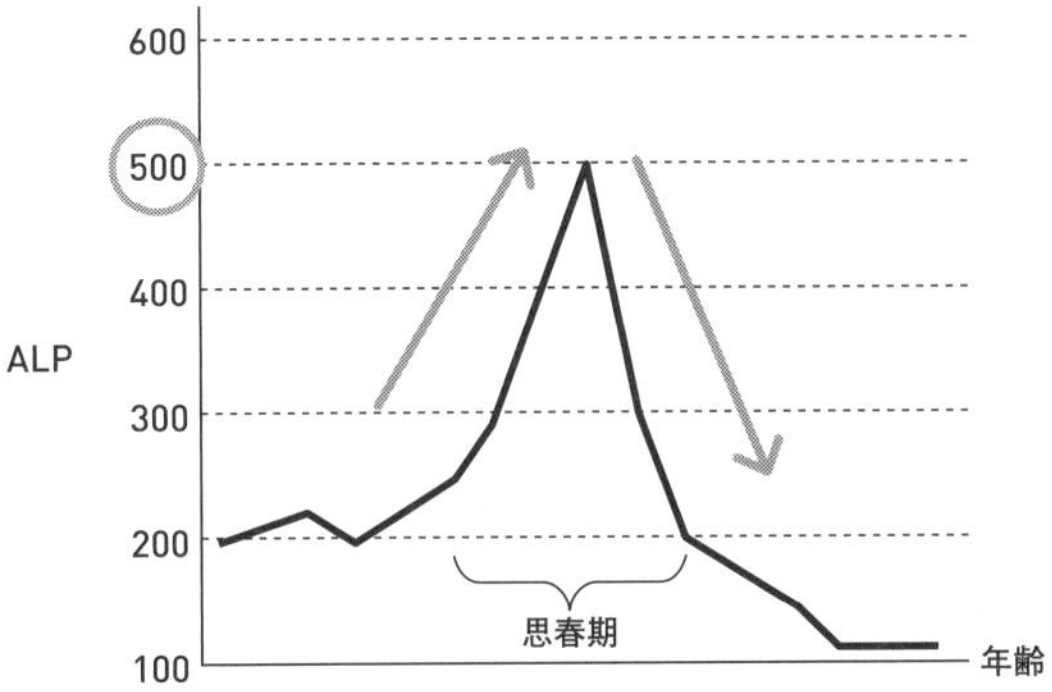

いったん上昇したALPはピークを超えると急速にへっていく

ただし、思春期が始まる前の子どもさんに関しては、これはあてはまりません。**思春期が終わりにさしかかり、第二次性徴期の後半を迎えている子どもさんに関しては、ALPの値は非常に有効**です。

なお、日本では以前から、ALPの値として、JSCC法（JSCC：日本臨床化学会）が用いられてきましたが、2021年4月より、世界基準であるIFCC法（IFCC：国際臨床化学連合）に移行しました。

本書の数値も、新しい基準が使われています。

ALPの測定値が350以上ある場合、最終身長は、あと3㎝以上伸びる可能性があります。

ひょっとすると、5㎝～8㎝伸びる可能性もなくはありません。

というのも、ALPは、いったん500まで数値が上昇して、そこが山のピークとなってのち、値が下がってきます。

つまり、数値が山を登っている上昇中の350という値なら、まだ、これからの身長の伸びがあると考えられ、より大きい伸びを想定できるわけです。

しかし、一方、それがピークを過ぎて下降中の350なら、3㎝くらいという数字に落ち着くことになります。

ALPが175を切ると、伸びて1～2㎝程度、3㎝伸びたらラッキーぐらいの感じになるでしょうか。

そして、ALPが113以下であると、大人と同じような値であり、もう伸びません。そこが最終身長になります。

まとめるとこのようになります。

・ALP　350以上↓＋3㎝以上

・ＡＬＰ　１７５以上↓＋１～２㎝程度
・ＡＬＰ　１１３以下↓ほとんど伸びない

思春期も終わりにさしかかってきた男子・女子にとって、自分があと何㎝伸びそうかは、切実な問題です。

ＡＬＰの値がわかれば、これからの伸びも予測することができます。

ＡＬＰのピークは早熟晩熟とも密接に関連している

ここで１つ、ドイツの大学病院が２０１７年に出した研究を見ておきましょう。

研究対象となったのは、12万人あまりの患者さんから提出された36万個の血液サンプル。このサンプルを調べて、ＡＬＰがピークを形作る時期を調べました。

男女のグラフは次のページのようになっています。

ＡＬＰは、出生後20日くらいでいったん上昇し、ピークを作ります。そのピーク

ドイツ人（男女別）のALP増減のグラフ

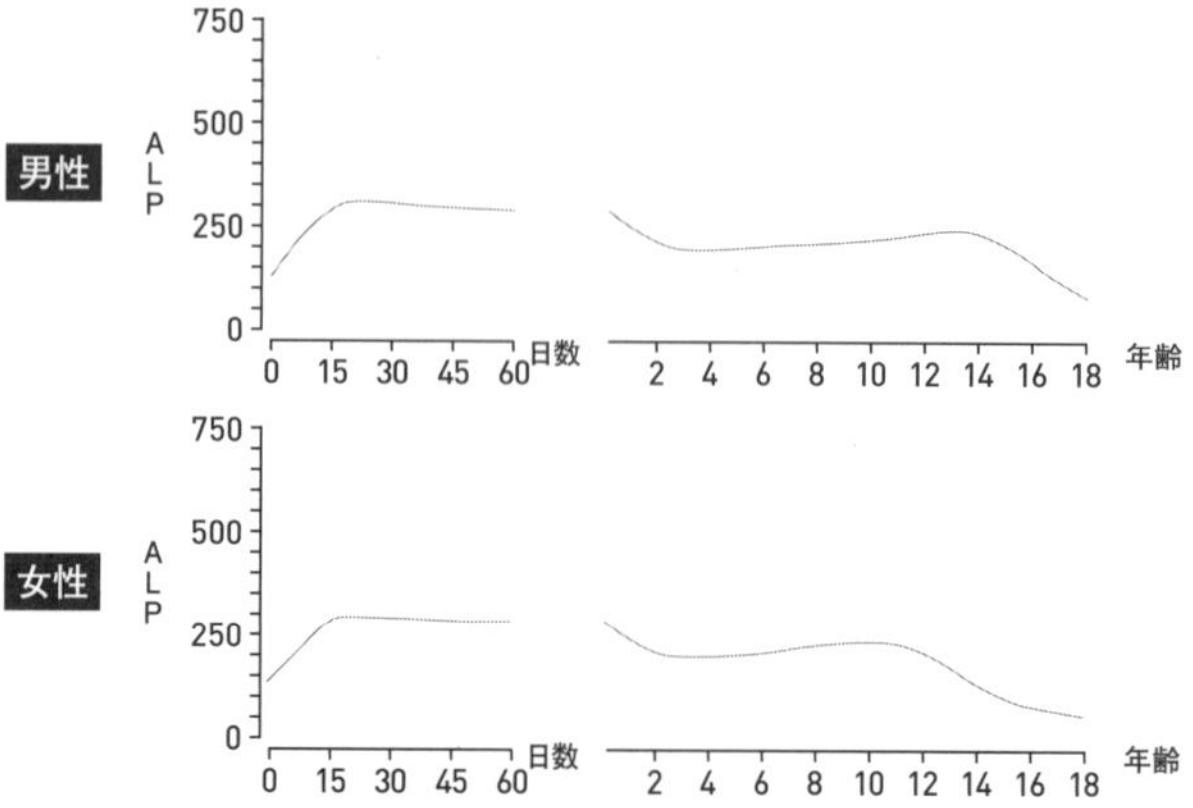

※「Pediatric reference intervals for alkaline phosphatase」より

後、小学生低学年あたりでは安定期に入ります。

その後、10代に入ると、数値が上昇していきます。

この研究データによれば、**女子は10～12歳くらいでピーク**に達することがわかります。一方、**男子は、13～15歳がピーク**になるとされています。

つまり、成長期に生じるALPの測定値のピークは、男女でズレがあり、男子のほうがピークのくるのが遅いということになります。

そして、これが、最終身長に影響してくることになります。

女子のほうが早熟で、思春期が早く訪

れる結果として、身長も低くなるのです。

女の子は「女の子らしくなるのが早い」という話を、みなさんも聞いたことがあるでしょう。

実際、それはその通りで、身長についてもあてはまります。

女の子らしくなる＝思春期が始まるのが早いため、身長の伸びも早く止まります。このことがＡＬＰの値からもわかります。

ここで、日本人のデータも見ておきましょう（次のページにてグラフを掲載）。２００８年の日本小児科学会雑誌に載っているデータです。

数値は、旧ＡＬＰのものになっていますが、いずれにしても、その**ピークは、男子で10〜13歳、女子で10歳がピーク。**

興味深いのは、先ほど紹介したドイツのグラフとの比較です。

ドイツの場合、**女子なら10〜12歳くらいでピーク**に達していましたが、日本の場合、**10歳がピークで、日本のほうが早くピークがきています。**

男子も同様で、ドイツが**13〜15歳でピークがくる**のに対して、日本は**10〜13歳く**

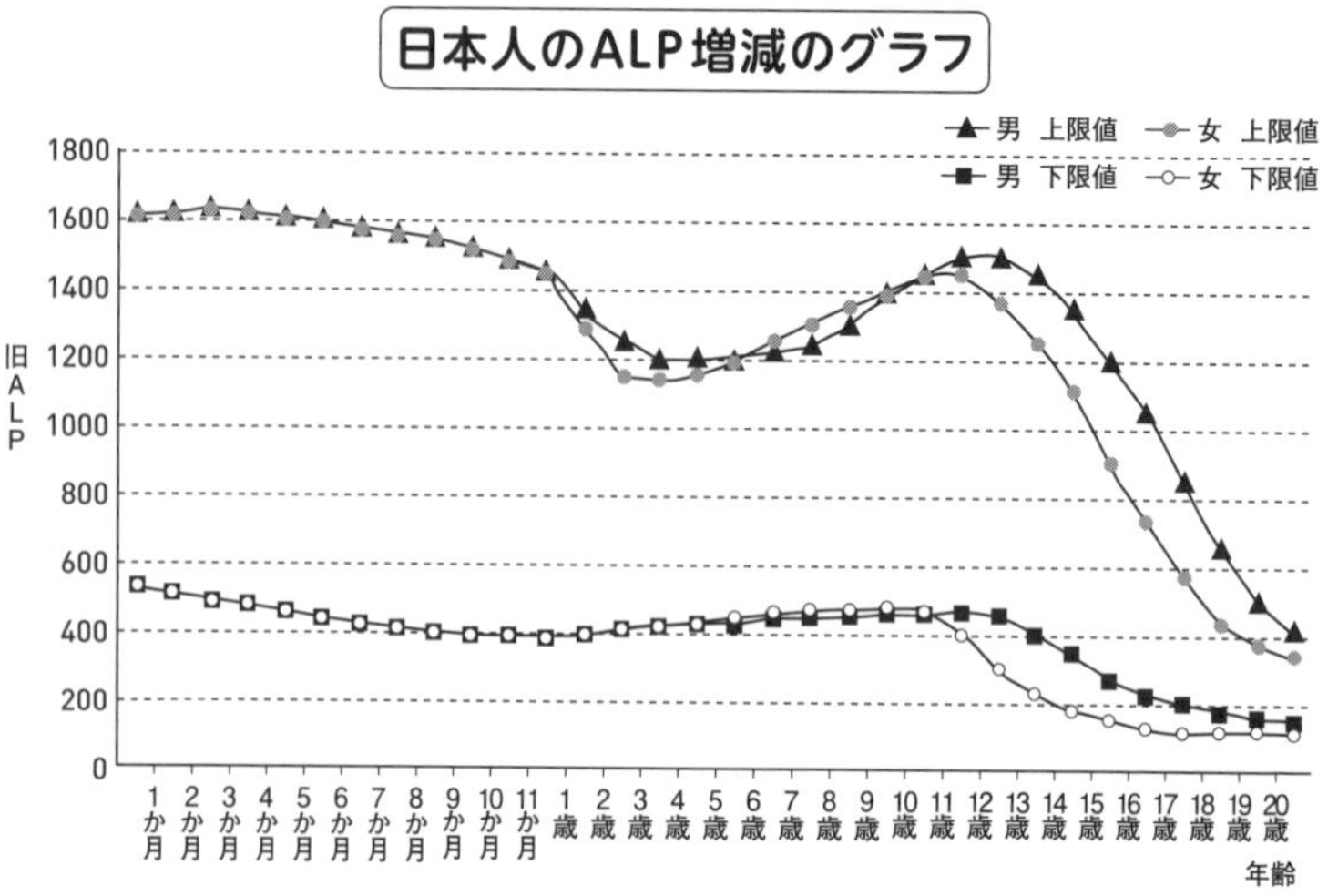

※杏林製薬株式会社「小児のLDH、ALP」より

らいで早くピークがきてしまいます。

ドイツの平均身長は、男性180㎝、女性170㎝といわれていますから、日本人の平均身長よりかなり大きいのです。

こうした**身長の差は、今示したようなALPのズレからきているのかも**しれません。

ドイツのほうが成熟のピークが遅くくるからこそ（晩熟化により）、身長が高くなっているということです。

なぜ、こうした比較を行ったかといえば、私たちが身長を伸ばすための方向性をはっきりさせるためでした。

ALPのピークを後ろにズラし、早熟化を遅らせることによって、身長が高くなる可能性が高まるからです。
その重要な指標が、骨端線とALPの関係です。

重要な骨端線とALPの関係は「時間×速さ」だ

ここで、お子さんの身長が止まるサインについて、まとめておきましょう。

〈身長が止まるサイン〉

- **骨端線が閉じる**
- ALPの値
- **あご下のひげが生える（男子のみ）**
- **初潮（女子のみ）**

このうち、とくに取り上げたいのが、骨端線とALPの関連です。
私は、よく**「骨端線とALPの関係」を距離＝速さ×時間にたとえます。**

「今、車で走っているとして、その車があと何㎞走れますか？」と聞かれたとしたら、その車の走っているスピードに、走る時間をかけたものが、これからの走行距離になります。

これと、「あと何㎝伸びますか」という質問はよく似ているのです。

ALPは速さに該当します。

最高のスピードに達してからアクセルを踏まないでいると、車は一定の割合で減速していきます。みなさんのALPの値も、似たような感じで減速（下降）していきます。

骨端線の情報は時間に該当します。身長の伸びが止まるまでのタイムリミットを示しています。そこで、残された時間の間に、どこまで距離を伸ばせるかが勝負になります。

それが、すなわち、身長の伸びになるわけです。

「残り時間（骨端線）は少ないけれど、速度（ALP）は出ている」といった子もいれば、

「速度（ALP）はあまり出ていないけれど、残り時間（骨端線）はまだある」という子もいるでしょう。

私たちは、こうしたALPの数値や骨端線の情報、さらに、早熟化の度合いなど、多くの要因を洗い出します。

それらを手がかりとして、それぞれのお子さんに合わせて、身長を伸ばす方向を探っていくことになります。

意図的に生活に介入することで身長は伸ばせる時代になった

次ページのグラフを見てください。

縦軸がALPで、横軸が骨端線の閉じるまでの時間になります。

左側が早熟なお子さんの典型的なライン、右側が晩熟のお子さんの典型的なラインです。

早熟のお子さんは、早いうちにALPが急激に上がり、ピークが生じて急激

早熟と晩熟の身長差はこのようにグラフ化できる

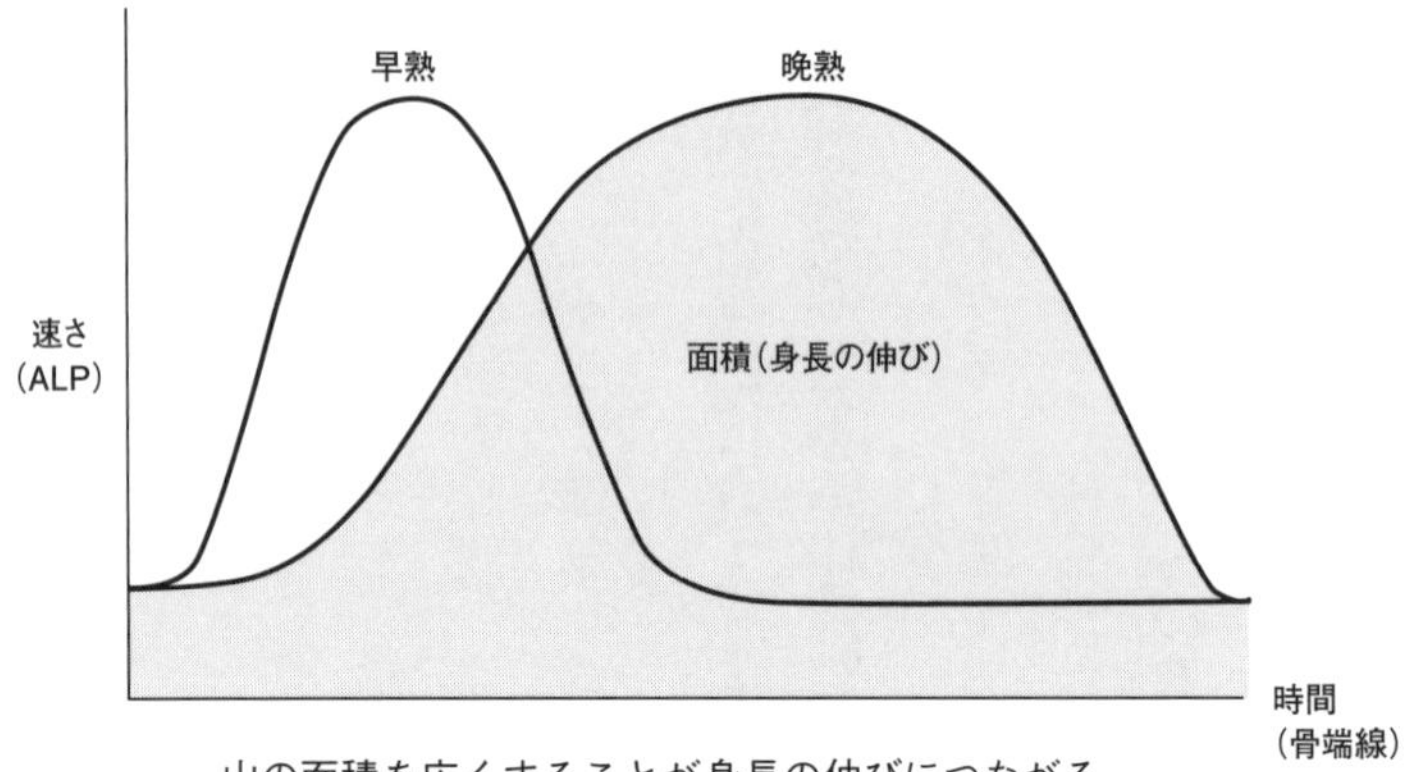

山の面積を広くすることが身長の伸びにつながる

に落ちていきます。

これに対して、晩熟のお子さんは、遅れてゆるやかにALPの上昇が始まり、大きな山を描いて、ゆっくりと落ちていきます。

それぞれの山が形作る「面積」(ALP×骨端線＝身長の伸び)を見ると、どちらが広いかは明らかです。

私は、**身長を伸ばそうとしているみなさんに、このように身長の伸びを面積(いいかえれば積分値)で考える方法を提案**しています。

できるだけ、この山の面積を広くしたいのです。それが、最終身長のより高い伸びへとつながっていきます。

ALPがふえるとどうなるか

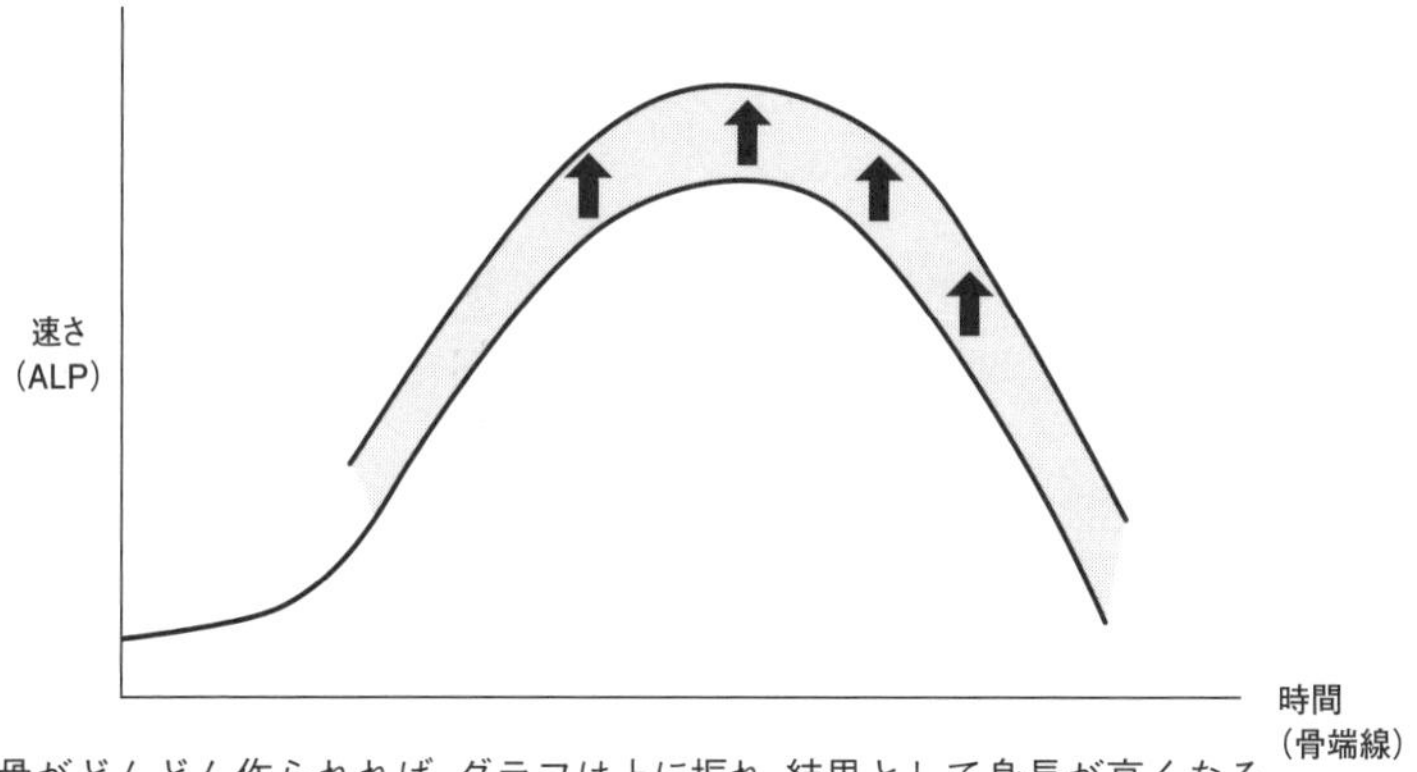

骨がどんどん作られれば、グラフは上に振れ、結果として身長が高くなる

そして、次の課題は、この面積を広げるために、私たちには何ができるかということになります。

今までの話の流れからいえば、

・**成長のピークを遅らせることはできないか**

・**骨端線のリミットを延ばせないか**

などを考えていくことになります。また、

・**ALPのピークの数値をもっと上げられないか**

というのも重要な課題になります。

ALPとは、成長している骨端線の軟骨細胞の代謝の数値です。

つまり、骨がどんどん作られれば、ALPも上がり、グラフ自体も上方向へと

かさ増しされることになります。

グラフを見ていただくとわかるように、ラインを上へ持ち上げることができるなら、グラフの山の面積も大きくなります。

それが、すなわち、身長の伸びに直結するのです。

骨の代謝を高めるために何をすればよいか

具体的には、どんなことをすればいいかといえば、これについても、方向性がはっきりしています。

骨端線で骨が作られる際のメカニズムをまとめておきましょう。

成長期には、脳の下垂体から成長ホルモンがたくさん分泌されます。成長ホルモンは肝臓に作用し、肝臓から、ソマトメジンC（IGF-1）というホルモンを分泌させます。

ソマトメジンCは、成長ホルモンとともに骨端線に働きかけ、新しい骨の成長を促します。骨が作られる際には、骨の材料となる栄養がたっぷり必要にな

骨が作られるメカニズム

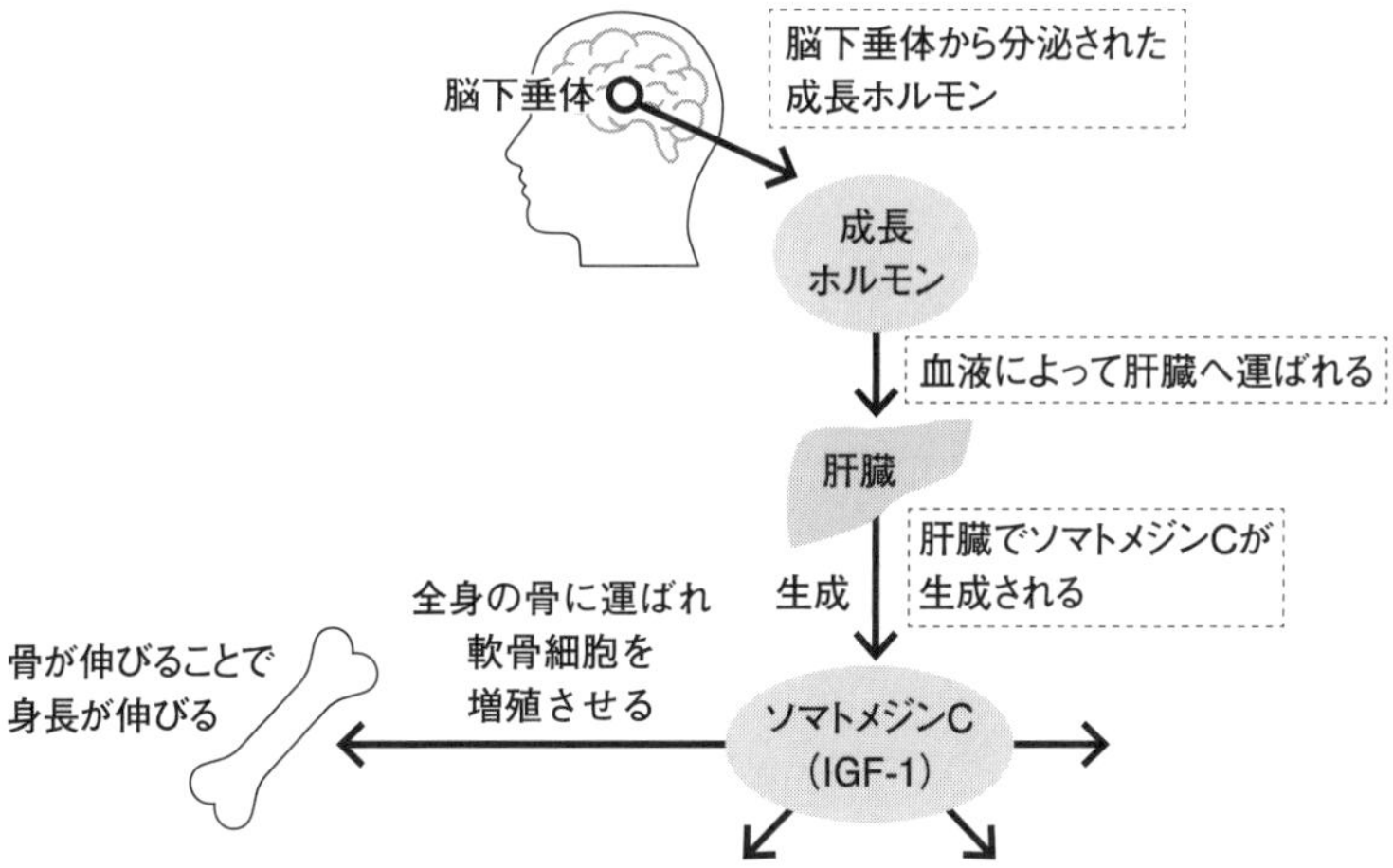
脳下垂体
脳下垂体から分泌された
成長ホルモン
成長
ホルモン
血液によって肝臓へ運ばれる
肝臓
肝臓でソマトメジンCが
生成される
生成
全身の骨に運ばれ
軟骨細胞を
増殖させる
骨が伸びることで
身長が伸びる
ソマトメジンC
(IGF-1)

ります。いいかえれば、身長がより伸びるためには、骨の成長に十分な栄養が足りていることが重要です。

つまり、ポイントとしては、2つあります。

〈骨を伸ばすために欠かせない2つのポイントとは?〉

- **成長ホルモンが十分に分泌されること**
- **骨に必要な栄養が十分供給されること**

この2つの条件がそろうことが、骨端線での代謝を促し、ALPの数値をアップさせていくことになります。

私たちは、こうした観点に基づいて、

みなさんの食事内容のアドバイスや生活習慣の指導を行い、必要であれば、投薬などの医療的措置も加えて生活に介入し、身長を伸ばしていくことを目指しています。

これが、私たちの新しい成長理論です。

本書でも、また、この成長理論に基づいて、生活の中でみなさんが実践できることを提案しようと考えています。

身長を伸ばすための3つのポイントとは？

ここまで読んでいただいたみなさんは、本書を読み始める前と違ってわかってきていることがあるはずです。

たとえば、

- **自分の目標身長**
- **自分の遺伝身長（両親の身長から）**

・成長シートで見る平均的に伸びた場合の最終身長
・自分が早熟タイプか、晩熟タイプか、それとも平均タイプか

これらを踏まえて、目標の身長まで伸ばすために何をしたらよいかを考えていきましょう。

たとえば、現時点から平均的に伸びた場合の最終身長が、自分の目標身長より低かった場合、身長を伸ばすための努力をして、もっとがんばらないといけないことになります。

自分が早熟タイプと予想される場合には、いよいよ対策をしっかり練らなければなりません。

では、そのために、どんなことをしたらいいのでしょうか。

2章以降、ふだんの生活から実践していただきたいことをお話ししていきます。

身長を伸ばすための日常生活の改善点は、3つあります。

〈身長を伸ばす3大ポイント〉

①食事

②睡眠

③運動

なぜ、この3つが重要なのか、簡単に説明しておきましょう。

前項でも触れた通り、骨端線の成長には、栄養が足りていなくてはいけません。身長が伸びる時期には、栄養バランスのよい食事をとることを心がける必要があります。

2章で詳しくお話ししますが、**戦後間もない時期に比べ、現代の日本人の平均身長は10㎝以上高くなりました。**

これは**戦後に比べ、日本人の栄養状態が大きく改善されたことが理由の1つ**とされています。しっかり栄養をとることが身長を伸ばすことにつながります。

具体的な食事内容については、2章で詳しく解説します。

また、身長を伸ばすためには、成長ホルモンをできるだけより多く分泌させる必要がありますが、この**成長ホルモンの分泌に深い関わりを持っているのが、睡眠と運動**です。

睡眠は、単に体を休めるだけの行動ではありません。

子どもの成長において、睡眠は大きな役割を担っています。**成長ホルモンが最も多く分泌されるのが睡眠時**だからです。

また、**運動が成長ホルモンの分泌を促す**ことがわかっています。

睡眠と成長ホルモンの関係については3章で、運動と成長ホルモンの関連については4章において、それぞれ、参考になるデータなども紹介しながら、わかりやすく解説していきます。

また、**早熟化を進めてしまわないように、生活上の注意点**なども合わせてお話ししていきましょう。

Q&A

「骨端線が閉じてしまうと、身長はまったく伸びないのですか？」

よくみなさんからいただく質問です。

それは骨端線がどれくらい閉じているかによります。

というのも、**骨端線は、体中の骨に存在しており、各骨端線が閉じるタイミングは同じではない**からです。

それぞれが微妙にズレて閉じていきます。どこかが閉じていても、まだ、閉じていない骨端線もあるかもしれないということです。

たとえば16歳0か月の男子の場合、ほとんどの骨端線が閉じています。その場合でも、**手のレントゲンを見て骨端線が閉じているといわれたときから、平均的に2㎝弱身長が伸びる**のです。

ただし、全身の骨端線が閉じてしまっていたら、伸びる可能性はほぼゼロということになります。

Q&A

「思春期の声変わりがいつごろだったか、よくわかりません。何か目安がありますか？」

クリニックにこられるかたたちと面談していて気づくのですが、とくに親御さんが、お子さんの思春期参入の時期を見逃しているケースがけっこうあります。

「うちの子はまだ」と語っているお母さんの隣の本人に話しかけると、変声期特有の声で返事が返ってきて、「もう始まっていますよ！」とこちらが指摘して、お母さんびっくりといったケースもあります。

ちなみに、声変わりの目安は、**声が低くなった時期ではなく、「声がかすれ始めた時期」**になります。

なお、**陰毛についても、「うぶ毛が生え始めたとき」**とお考えください。

そもそも思春期症状というのは判定が難しいところがありますから、あくまでも「だいたいの目安」で考えておけば問題ありません。

Q&A

「声変わりが遅くて、子どもも親も気にしていました。ですが、晩熟なのは身長にとっていいことなんですね？」

その通りです。思春期になると、思春期症状が早く現れる子もいれば、遅れる子もいます。**思春期症状が遅れると、悩むお子さんが多いのも事実**でした。幼く見えることや、声変わりがなかなか始まらないこと、自分だけ胸がふくらまない、自分だけ初潮がこない……など、悩みの種はつきません。

しかし、本書でお話ししてきた通り、晩熟には身長の大きく伸びる可能性が秘められているわけで、気に病む必要はないのです。

お子さんが思春期症状の遅れで悩んでいるようでしたら、**「そのほうが背が伸びるんだってよ」「大学生になるころには、カッコよくなれるよ」**といったように励ましてあげてください。

一方、早めに思春期症状が現れてきたお子さんは、身長の伸びが早めに止まるおそれがありますから、身長を伸ばしたいなら、早めに思春期症状をキャッチして、いち早く対策を打ち出していく必要があります。

Q&A 「両親の早熟・晩熟は子どもに遺伝しますか？」

遺伝する可能性が高いです。

両親とも早熟なら、お子さんも早熟タイプに。両親とも晩熟なら、お子さんも晩熟タイプになる確率が高いでしょう。

難しいのは、両親のうち、一方が晩熟、もう一方が早熟タイプの場合です。この場合、晩熟になる場合もあれば、早熟になる場合もあります。晩熟でもなく、早熟でもない平均タイプになることもあるでしょう。

もしもわかるようでしたら、**お母さん、お父さんがそれぞれの成長期にどういう身長の伸び方をしたか聞いてみましょう。**

それと、自分の成長シートの身長の動きを見比べてみると、自分はどちらに似てるいるかはわかってくるかもしれません。

ただ、晩熟でも、早熟でも、平均タイプでも、いずれのタイプにせよ、ご本人が身長を伸ばす努力を意識的に続けていくことがいちばん大事なことになります。

Q&A 「医学的な治療が必要となる低身長にはどんなものがありますか？」

低身長で医学的な治療が必要なケースについて解説しておきましょう。主な病気について取り上げます。

●「成長ホルモン分泌不全性低身長症」

成長を促す成長ホルモンの分泌量が少ないために起こる低身長です。成長ホルモンを分泌する下垂体が障害を受けたケースなどがあり、成長ホルモンの分泌がへり、身長の伸びが低下していきます。

成長ホルモンを投与することで、身長の伸びを補います。

●「ターナー症候群」

染色体の異常によって起こる低身長で、女子だけに2000人に1人くらいの割合で見られます。生まれた時点から身長がやや低く、その後、徐々に低身長が目立つようになります。**成長ホルモン治療、卵巣の発育に問題があるケースでは女性ホルモン治療**を行います。

●「SGA性低身長症」

妊娠中に標準的な身長・体重まで育たなかった子どものことを「SGA児」といいます。多くの場合、**3歳くらいまでに標準的な数値に追いつきますが、3歳になっても身長が伸びずに低身長のまま**ということがあり、これをSGA性低身長症と呼びます。

低身長の場合、**成長ホルモン治療を行うことがあります。**

●「ヌーナン症候群」

遺伝子の問題によって起こる低身長で、日本では**1万人に1人くらいの割合**で見られます。男子・女子ともに起こります。**低身長だけでなく、心臓の病気も起こりやすい**という特徴があります。

低身長に対しては、**成長ホルモン治療**を行います。

●**軟骨無形成症・軟骨低形成症**

遺伝子の変化により、軟骨の増殖が阻害されて身長が伸びなくなります。身長が低いだけでなく、「手足の指が短い」「頭がやや大きい」といった傾向も見られます。身長を伸ばすために**成長ホルモン治療を行うケースや、整形外科で**

骨延長術を行うことがあります。

小児科医などの検査の結果、こうした病気が見つかったら、それぞれの病気に応じた治療をできるだけ早めに開始しましょう。

ほかに病気とはいえない低身長もあります。

それらは、**「特発性低身長」もしくは、「体質性低身長」**と呼ばれます。要するに、原因不明の低身長です。

また、**「家族性低身長」**というカテゴリーもあります。

家族性低身長は、家族みんなの身長が低く、遺伝の影響で低身長になっているケースです。

こうした原因不明のケースや家族性低身長のケースでは、ぜひ本書の提案する方法にチャレンジしていただければと思います。

2章

身長はまず食事で伸ばす

（メソッド1〜メソッド12）

メソッド1 過去100年間で日本人の平均身長が大きく伸びた理由

日本人男性の平均身長は170㎝くらいといわれています。戦後すぐと比べても、私たちの平均身長は大きく伸びました。

さらにもっと時をさかのぼって、江戸時代と比べると、日本人の平均身長は10数㎝も伸びています。

これだけの身長の伸びが起こったのは、どういう理由からでしょうか。

日本人の平均身長が伸びた理由について考えていきます。

〈日本人の平均身長が伸びた3つの理由〉

①栄養状態の改善

②医療の進歩と健康管理

③衛生状態の改善と生活習慣の変化

それぞれ、見ていきましょう。

①栄養状態の改善

日本人の平均身長が伸びた理由の1つとして考えられるのが、栄養状態の改善です。

江戸時代の庶民の平均身長は、男性が155〜156㎝、女性が143〜145㎝（江戸時代前期〜後期）とされています。

当時は社会階層によって食事の質や量に格差があり、富裕層は栄養価の高い食事をとることができましたが、一般的な家庭の多くは質素な食事に限られていました。野菜や魚、海藻などが主な食材であり、仏教の影響もあって、そもそも肉食を避ける傾向がありましたから、**栄養状態はかなり悪かった**と考えられます。

また、江戸時代には江戸四大飢饉《ききん》と呼ばれる出来事があったように、飢饉が頻繁に発生して栄養不足に陥ることが多くありました。冷害・干ばつ・水害などの異常気象や害虫の異常発生などで凶作が何度も起き、食糧難に苦しむ時代が多かったのが江戸時代です。このように見てくると、江戸時代は身長がとても伸びにくい時代だったといってもいいでしょう。

江戸時代が終わり、**明治時代に入ると近代化が進み、栄養バランスの取れた食事が一般的**になっていきました。

これにより、**成長期の子どもたちの栄養状態も向上し、平均身長が高くなっていった**と考えられます。

②医療の進歩と健康管理

日本人の平均身長が伸びた理由の2つ目として考えられるのが、**医療の進歩と健康管理**です。

明治以降、西欧の医療が導入され、医療技術が急速に発展し、予防医学や健康管理が進展しました。

予防接種や感染症対策の普及により、**幼少期からの病気による成長の妨げがへったことも、平均身長の伸びに貢献**したと考えられます。

③衛生状態の改善と生活習慣の変化

日本人の平均身長が伸びた理由の3つ目として考えられるのが、**衛生状態の改善と生活習慣の変化**です。

衛生設備の整備や住宅環境の改善により、**感染症のリスクがへりました。**

また近代化に伴い、生活習慣も変化しました。

身体的活動量の増加やスポーツの普及により、**健康的な生活習慣が広まっていったことで、平均身長が高くなった**と考えられます。

なぜ、江戸時代までさかのぼって考えたかといえば、そこに、みなさんの身長を伸ばすための方法が提示されているからにほかなりません。

●栄養状態の改善

●健康状態をよく保つこと

●身体活動量をふやし、生活環境をよいものに変えること

これは、江戸時代から現代までに私たちの身長を10数㎝伸ばしたポイントになりますが、それは同時に、みなさんがこれから身長を伸ばすために、心がけてほしいことでもあるのです。

メソッド2
身長を伸ばすうえで最も重要な栄養素はタンパク質

まず、1つ論文を紹介しましょう。

ヨーロッパ、アジア、北アフリカ、オセアニアなど、105か国における男性の身長と食事の相関関係を調査した論文です。チェコの大学のグラスグルーバー先生の研究です。

次ページのグラフを見てみましょう。右上にアメリカ・オランダ、そして真ん中に日本、左下にタイ・カンボジアが位置しています。

縦軸がタンパク質の摂取量、横軸が身長です。

グラフを見ていくと、**タンパク質の総摂取量と身長は非常に関係が深いということがよくわかります。**

具体的に見てみると、

・アメリカ：115g（179cm）

タンパク質の摂取量と身長の相関関係

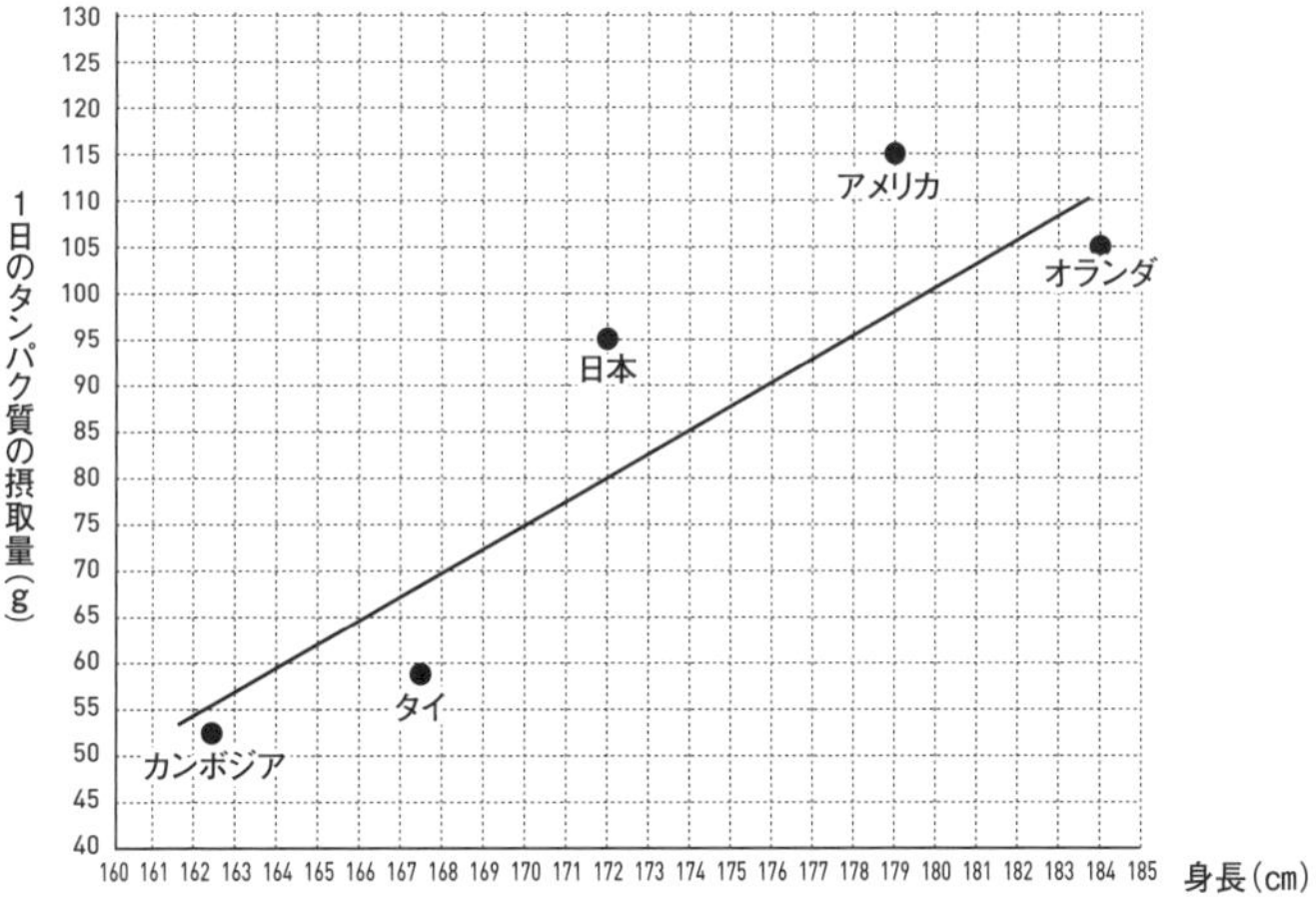

※「Major correlates of male height: A study of 105 countries」より

- オランダ：105g（184cm）
- 日本：95g（172cm）
- タイ：58g（167・5cm）
- カンボジア：53g（162・5cm）

カンボジアのタンパク質摂取量が53gなのに対して、アメリカが115gと、2倍以上の摂取量になっています。

そして、**アメリカとカンボジアの身長差は15cm以上**であり、非常にその差が大きいのがわかります。

タンパク質の摂取量では、アメリカやオランダと、タイ、カンボジアの中間あたりに位置する日本が、やはり身長も両グループの中間あたりにきています。

これも、タンパク質の摂取量と身長と

に確かな関連性を示すものといってもいいでしょう。

いいかえれば、**タンパク質の摂取量の差異が文字通り身長差に直結**しているようなデータとなっています。

実際にこの論文においても、**アジアの国々の身長の低さは、タンパク質の摂取量から説明できるかもしれない**とコメントされています。

このグラフから、身長を伸ばすうえではしっかりタンパク質をとることの必要性を読み取ることができます。

続いてもう1つ、同じ論文から次ページのグラフを見ておきましょう。

国ごとに、戦後のタンパク質摂取量の変化を示したグラフです。

オランダを除くと、日本、中国、韓国、ベトナムとアジアの国が選ばれています。

縦軸が「動物性タンパク質の摂取量」、横軸が「年」になります。1961年から2009年までのデータとなっています。

日本は、**1961年に25gぐらいしか摂取していなかったタンパク質が、**

国別のタンパク質摂取量の変化

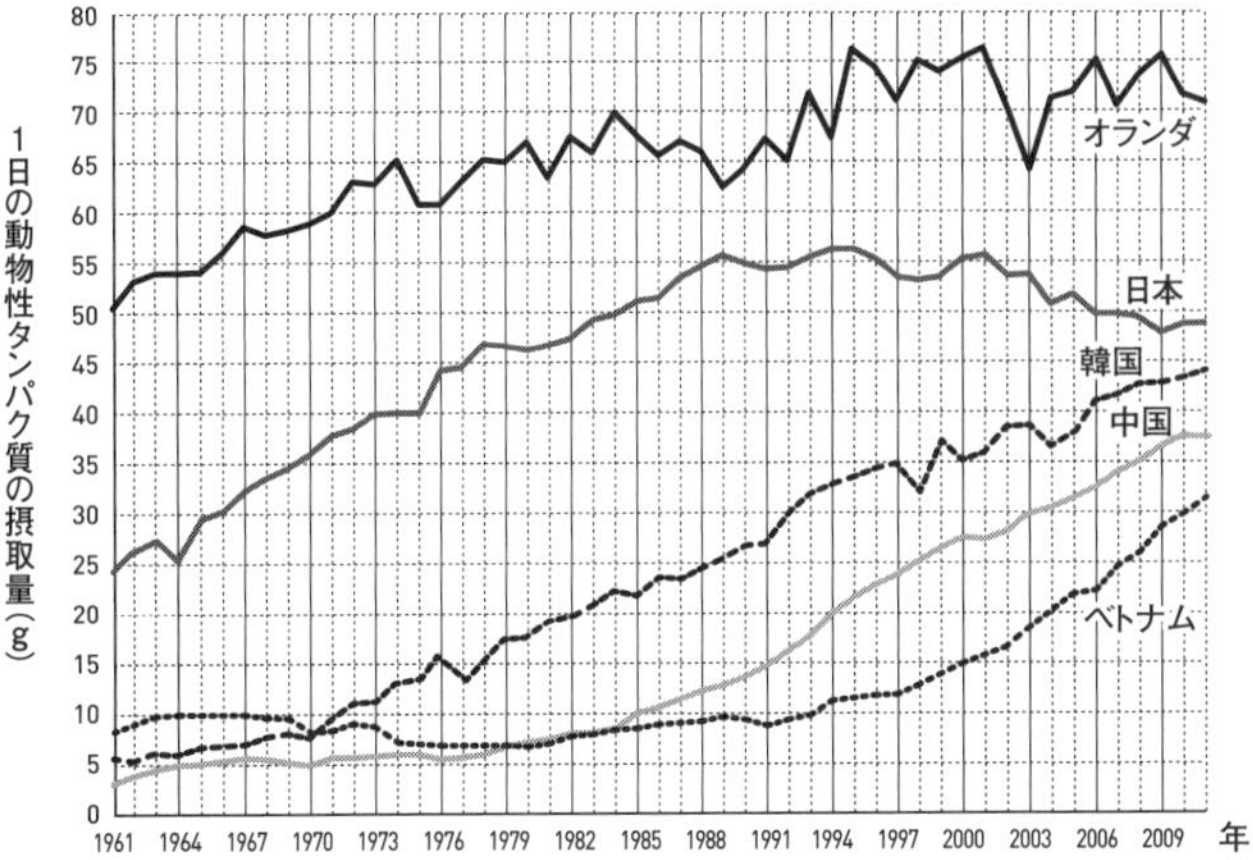

※「Major correlates of male height: A study of 105 countries」より

2000年には55gぐらいまで増加していることがわかります。

1950年の日本人の平均身長は、男性：161・5cm、女性：150・8cmでした。それが、1996年には、男性：170・9cm、女性：158・1cmに達します。

この戦後の50年ほどの間に、男性が10cm近く、女性が8cm近く伸びたことになります。それをもたらしたものが、栄養状態の改善でした。とくにタンパク質の摂取量の増加が鍵を握っていたと考えられます。

このデータからも、みなさんが身長を伸ばそうとする際にはタンパク質をしっかり摂取していくことが重要であることがわかります。

メソッド3 栄養素の重要度を理解し、納得して食べる

ここで、まず、身長を伸ばすためにとくに意識して摂取したい重要な5つの栄養素をピックアップしておきましょう。

〈身長を伸ばすために重要な5つの栄養素〉

- タンパク質
- 鉄
- 亜鉛
- ビタミンD
- カルシウム

まずは、タンパク質、カルシウムと身長の関係について触れておきましょう。

昔から日本では、「身長を伸ばすために牛乳を飲んで、カルシウムをとるとよい」といわれてきました。5つの栄養素のうちにもリストアップした通り、カルシウムを摂取することは大事です。

しかし、骨を伸ばす＝身長を伸ばすという点では、カルシウムより、実は、タンパク質のほうがより重要と考えられます。

厳密にいえば、**カルシウムは骨を丈夫にして骨密度を上げる**ために役立つミネラルです。

一方、**タンパク質は、骨を成長させる（＝骨を縦方向に伸ばす、つまり、身長を伸ばす）ために欠かせない栄養素**なのです。

1章でも、身長を伸ばすというのは、骨端線《こったんせん》にある骨端軟骨が成長することだとお話ししました。

脳の下垂体《かすいたい》から分泌された成長ホルモンが肝臓に作用して、ソマトメジンCというホルモンを分泌させます。

成長ホルモンとこのソマトメジンCというホルモンが骨端線に働きかけることによって、骨端線の軟骨細胞の成長が促されます。

この**軟骨細胞の成長に欠かせないのがタンパク質です。タンパク質が軟骨細胞の原料となる**からです。

タンパク質は筋肉や血液を作るのに使われるだけではなく、骨の成長にも大きな役割を果たしています。

このため、身長を伸ばすためには十分にタンパク質を摂取する必要があります。極端にタンパク質が足りない場合、低身長になってしまうおそれもあります。

これまで見てきた論文でも、身長とタンパク質摂取量の間には密接な関連があることが示されていました。身長を伸ばすためには、どんどん積極的にタンパク質をとっていくことがすすめられます。

ただ、骨の成長ためにタンパク質やカルシウムだけをとっていればいいということにはなりません。**栄養バランスよくいろいろな食材、食品を食べることは基本中の基本**になります。そのうえで、タンパク質などの重要な栄養素を積極的にとっていくことがすすめられます。

中でも、リストに挙げた**鉄や亜鉛、ビタミンDは、骨やカルシウムの代謝に**

関わり、身長を伸ばしたり、骨の健康を保ったりするうえで重要な働きをしているビタミン・ミネラルです。これらも、ぜひ忘れずに摂取してください。

これらについても、あとのメソッドで詳しく説明します。

メソッド4 タンパク質は主食の2倍量をとることを目安に

身長を伸ばすためには、タンパク質の摂取が重要だということははっきりしてきました。

では、タンパク質なら、どんなものでもよいのでしょうか。

タンパク質にもいろいろな種類があります。

肉や卵といった動物性のタンパク質のほかに、植物性のタンパク質もあります。小麦や米にも、タンパク質が含まれています。

結論からいえば、貧弱なタンパク質を含む**低タンパク食より、優れているタンパク質を含む高タンパクの食をとったほうがよい**ということになります。

メソッド2で紹介したグラスグルーバー先生の同じ論文から、もう1つグラ

国別のタンパク質摂取比率と身長の関係図

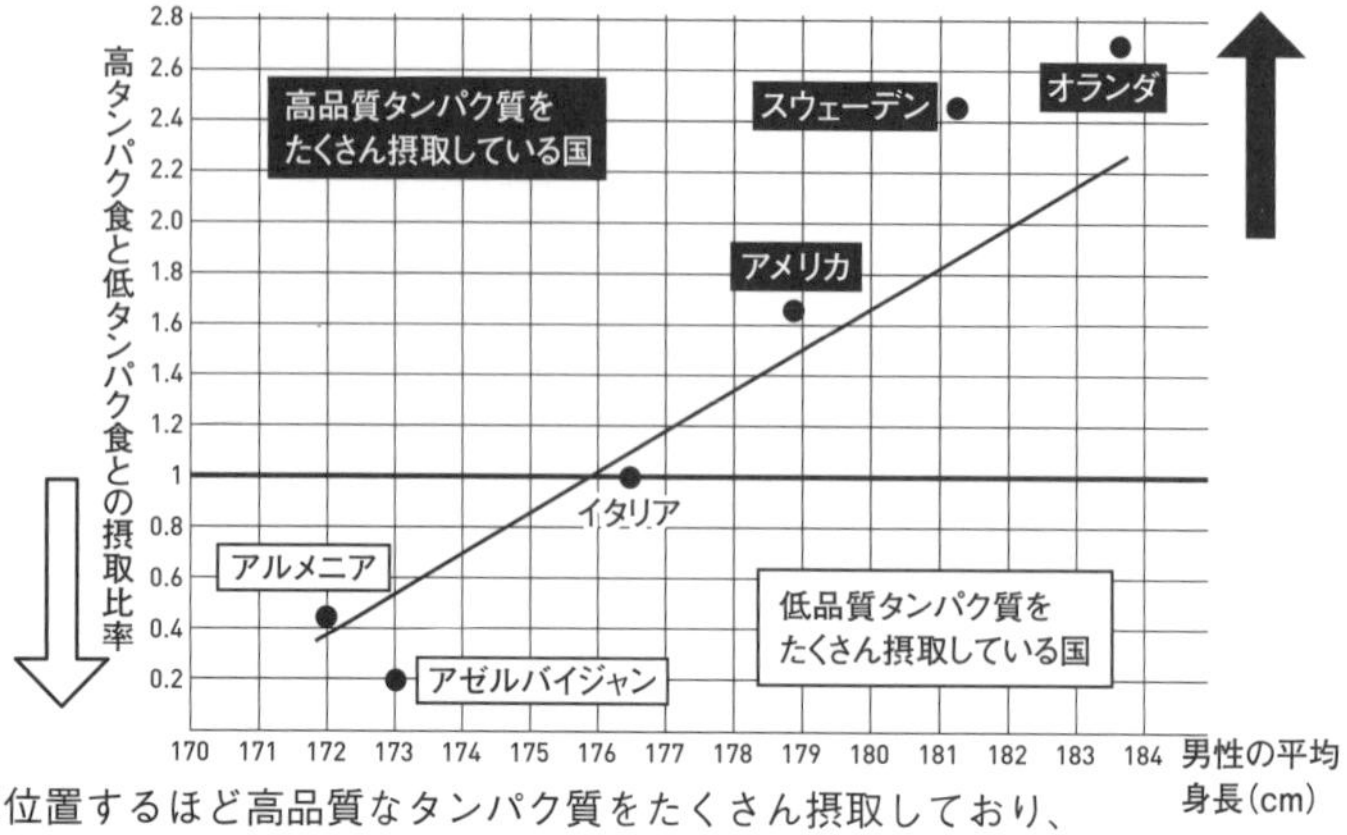

上に位置するほど高品質なタンパク質をたくさん摂取しており、
反対に下に位置するほど低品質のタンパク質をたくさん摂取している

※「The role of nutrition and genetics as key determinants of the positive height trend」より

フ（上）を取り上げましょう。

横軸が男性の平均身長です。縦軸が高タンパク食と低タンパク食との比率を示しています。

ちょうどイタリアのポイントが、低タンパク食と高タンパク食の摂取比率が1：1になっています。

ここから、低タンパク食に対して高タンパク食の比率がふえていくにつれて、身長も伸びていくという関係になっています。

アメリカ、スウェーデン、オランダという順に、右上にグラフが上がっている（身長が伸びている）のがわかるでしょう。

その順で、高タンパク食の摂取比率が高くなっています。

また、**アルメニア、アゼルバイジャンといった国々は、低タンパク食を多めにとっており、身長も低くなっています。**

この場合、**高タンパク食とは、肉や魚、卵、乳製品（その国で主に主菜として食べられているもの）。**

一方、**低タンパク食は、小麦製品、パンやパスタ（その国で主食として食べられているもの）**と考えることができるでしょう。

つまり、縦軸は主食と主菜の比率というふうに考えられます。

主食（低タンパク食）に対して、高タンパク食の主菜の比率と、身長の関係を今取り上げた国で、次のページにわかりやすく表にしてみました。

オランダは、低タンパク食の2・65倍の高タンパク食をとっており、非常に高身長になっています。

身長を伸ばすための食事を考える際には、これらのデータから、アメリカの1・65倍（179㎝）と、オランダの2・65倍（184㎝）の中間くらいのところを目指すのがいいのではないかと考えられます。

高タンパク食の比率と身長の関係

国	高タンパク食の比率（平均身長）
オランダ	2.65倍（184㎝）
スウェーデン	2.45倍（181.4㎝）
アメリカ	1.65倍（179㎝）
イタリア	1.0倍（176.5㎝）
アルメニア	0.45倍（172㎝）
アゼルバイジャン	0.2倍（172㎝）

つまり、**目標量としては、小麦の主食（低タンパク食）に対して、2倍量程度の主菜（高タンパク食）をとりたい**ということになります。

こうした考え方に基づいて、私は、2プレートセオリーという提案も行っています。

主食を1皿（プレート）食べたら、主菜（高タンパク食）を2皿（2倍量）食べましょう、ということです。

たとえば、食パン（6枚切り1枚）で、5・3gのタンパク質が摂取できますが、これに対して、高タンパク食のおかずとして、ハムエッグ（ハム2枚、卵1個で10・2g）、ヨーグルト（200g

で7・2g）をとると、低タンパク食と高タンパク食の比率が3倍となります。

これは、オランダの2・65倍という比率に近い数字になります。

このように、主食の倍量の高タンパクのおかずをとるようにすると、質のいいタンパク質をしっかりとることができると考えられます。

もちろん、摂取すべき食材の含有するタンパク質量をいちいちチェックし、1日のタンパク質の総摂取量をキッチリ計算したほうがよいかもしれません。

しかし、それを毎日続けられるでしょうか。

やはり、難しいのではないでしょうか。

身長を伸ばすための努力は、何より続けられることが肝腎。

継続して、はじめて力となるのです。

主食1皿に対して、高タンパクのおかず2皿というざっくりした目安で考えていってもいいと思います。

それなら、いちいち計算をしなくても済みますし、続けやすいはずです。

メソッド 5

卵を1日2個とると、身長の伸びがグンとよくなる

高タンパク食の代表といってもいいのが卵です。

卵1個（約50g）には、6・1gのタンパク質が含まれています。

身長を伸ばすために欠かせない栄養素であるタンパク質は、20種類のアミノ酸から作られますが、このうち、人間が体内で合成できないため、食事から摂取しなければならないアミノ酸が9種類あります。

これが**必須アミノ酸**です。

卵には、この9種類のアミノ酸がすべて含まれています。

ある食材に含まれている必須アミノ酸が必要とされる量を満たしているかどうか、それを示す指標がアミノ酸スコアですが、むろん、**卵のアミノ酸スコアは100。**

しかも、**卵は「完全栄養食」**ともいわれるように、タンパク質以外にも、ビタミンやカルシウム、鉄など、私たちの健康を維持するために必要な栄養素を

卵のメリット

メリット1

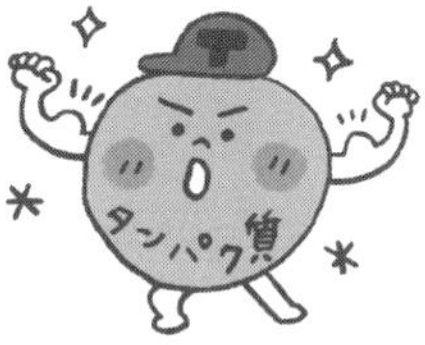

良質なタンパク質

メリット2

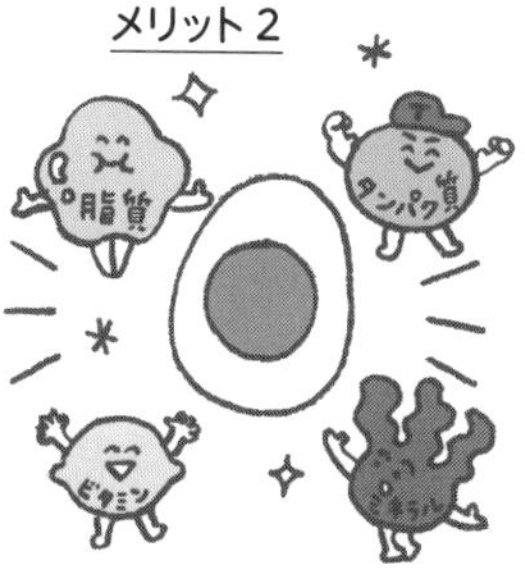

タンパク質以外の栄養素も豊富

メリット3

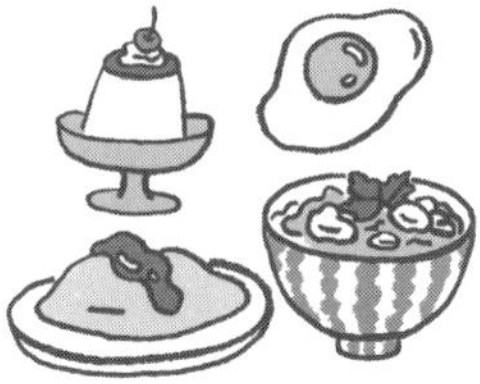

いろいろな料理に活用可能

豊富に含みます。

卵は、ぜひ食べてほしい高タンパク食の1つですが、ここで、1日に卵をどれくらいとるといいか検討してみましょう。卵と身長の伸びに関する論文を紹介します。

ウガンダの小学校で行われた2017年の研究で、卵が子どもたちの成長にどれくらい影響を及ぼすかを調べたものです。研究に協力したのは、ウガンダの農村部の小学校に通う241名の生徒たち(6~9歳)。

この小学校では週に5日の学校給食が提供されているとのことですが、給食を食べる際、241名の生徒を、卵0個の

卵の摂取量と身長が伸びる関係図

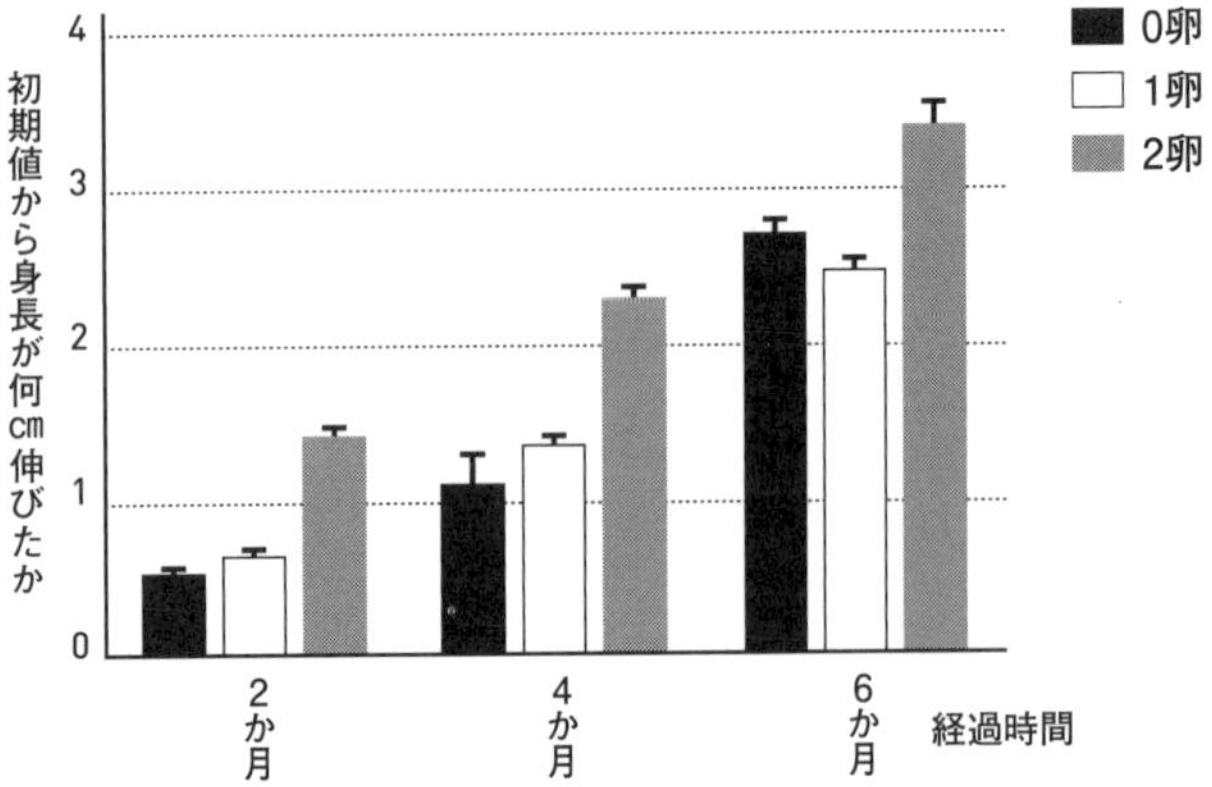

※「The effect of egg supplementation on growth parameters in children participating in a school feeding program in rural Uganda: a pilot study」より

グループ、卵1個のグループ、卵2個のグループと、卵を食べる個数によって3つのグループに分け、この給食を6か月間続けました。

その結果、成長にどのような影響がもたらされたかを調査しました。すると、**卵を食べていなかった生徒よりも、卵を2個食べていた生徒のほうが身長の伸びがいいという結果**が出ました。

上のグラフを見てください。

横軸が経過時間、縦軸が初期値から身長が何cm伸びたかを示しています。

いちばん右の6か月後を見てみると、**卵2個を食べていた生徒たちは、半年の**

間に3㎝以上身長が伸びていました。

一方、卵を食べていなかった生徒は、身長の伸びは3㎝弱に留まっています。このデータでは、卵を2個食べ続けていると、身長が伸びる傾向にあることが示されています。

卵には、さまざまな料理法があり、バリエーションに富んだ食べ方が可能です。たとえば、ゆで卵にすれば、夜食やおやつとしても摂取しやすく、卵は大変重宝する食材です。

1日2個くらいでしたら、無理なくとることも可能でしょう。タンパク質をしっかり摂取したいお子さんには、ぜひ卵をうまく活用してほしいと思います。

メソッド6

1日3杯の牛乳が身長を伸ばす

牛乳については、結論がはっきりしています。

飲んで下痢しないのなら、毎日飲んでください。

牛乳の摂取量と身長の関係図

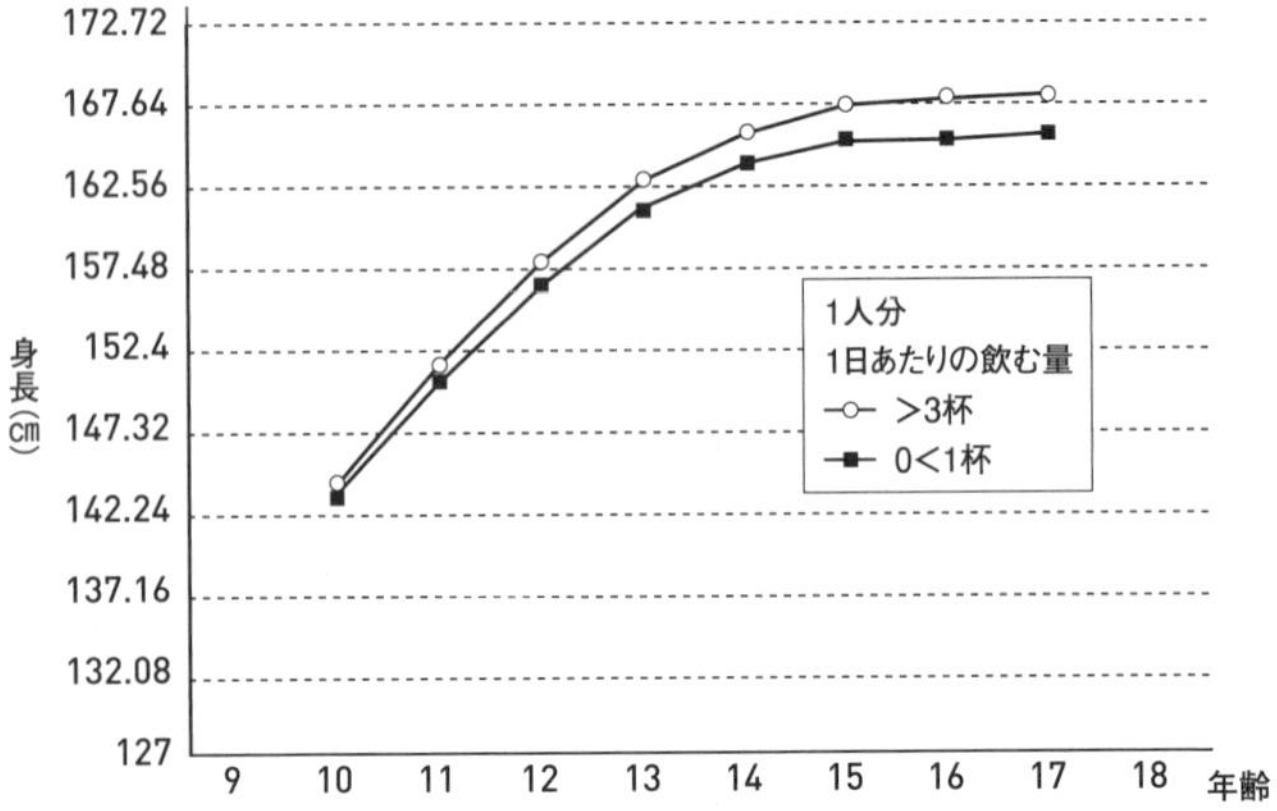

※「Dairy consumption and female height growth: prospective cohort study」より

牛乳と成長の関係を調べた研究を紹介しましょう。

アメリカの５０００人あまりの健康な女子（９～11歳）を対象にして、牛乳が成長に及ぼす影響を調べた研究です。

上のグラフを見てみましょう。

横軸が年齢、縦軸が身長になります。上の身長の伸びのいい曲線が、牛乳を１日に３杯飲んでいる女子。下の曲線が、牛乳が１杯未満だった女子になります。

結果として、**牛乳１杯未満の女子に比べて、３杯の牛乳を飲んでいた女子は約１インチ（約２・５㎝）身長の伸びに差**ができたと報告されています。

こうしたデータからも、牛乳は飲んだほうがいいということになりますが、ここには、「ただし」と条件がつきます。

牛乳には、**乳糖不耐症**《にゅうとうふたいしょう》の問題があるためです。

牛乳を飲んだとき、それをしっかりと身体に吸収できる能力がある人とできない人がいるわけです。

牛乳に含まれている乳糖を分解する酵素を持っていないか、その働きが弱い人がいます。そういう人たちは牛乳を飲むと下痢したり、おなかの張りを訴えたりします。これが、乳糖不耐症です。

乳糖不耐症の人は牛乳を飲んでも、その成分がうまく摂取できないので、それが身長の伸びにつながらない可能性が高いのです。

一方、**乳糖に対して耐性がある人は、栄養をしっかり吸収できるはずですから、牛乳をどんどん飲んでいくとよい**でしょう。

なお、乳糖不耐症の人たちが、世界でどのように分布しているかというと、

乳糖不耐症の世界分布マップ

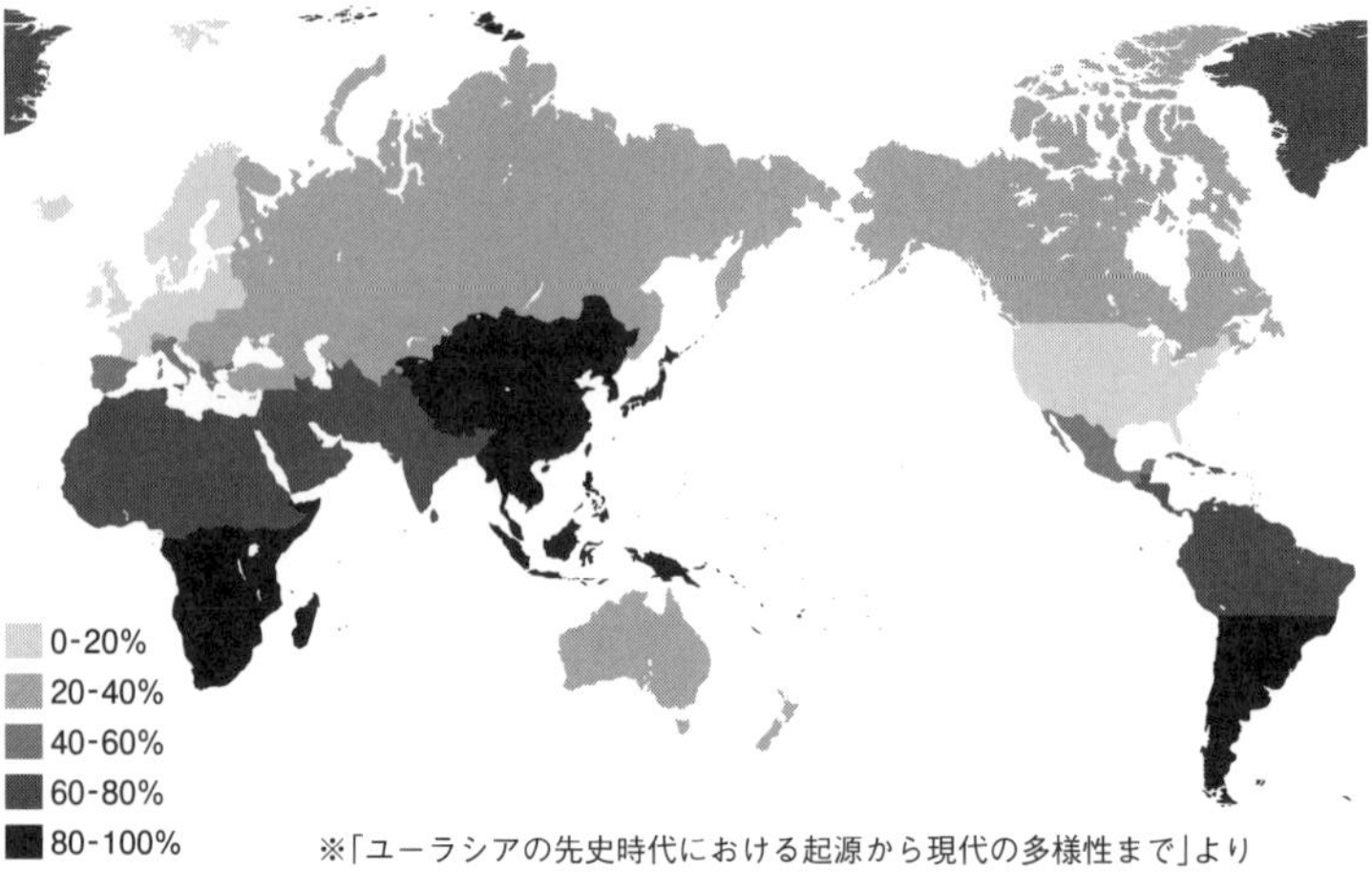

※「ユーラシアの先史時代における起源から現代の多様性まで」より

上のページのマップを見てください。

濃い色の地域が、**乳糖不耐症の人が80%〜100%を占めるところ。あまり牛乳が飲めない地域**です。**多くのアジアやアフリカの一部**がそれにあたります。日本や東南アジアもここに入ります。

一方、薄い色の国々が、**牛乳を多く飲める地域**になります。

アメリカやスウェーデン、オランダなどは薄い色の地域になります。

日本人にどれくらい乳糖不耐症の人がいるかということについては、いろいろなデータがあり、7割であったり、もっと高かったり……。

もっとも**日本人の全員が乳糖不耐症で**

あるというわけではありません。

飲んでみて、下痢したり、おなかが張らないという人なら、牛乳を身長の伸ばすのに役立てられるということ。牛乳OKなら、どんどん飲んでいきましょう。

飲んで下痢してしまう人は、無理をする必要はありません。かわりに、牛乳以外でのタンパク質摂取を心がけるとよいでしょう。

なお牛乳は、カルシウムの補給手段としても優秀で**コップ1杯の牛乳（200㎖）で、約220gのカルシウムが補えます**から、牛乳を飲んで問題のないという方には積極的に飲んでほしいと思います。

ただ、乳脂肪分の問題もありますから、**肥満傾向のある子どもさんは、低脂肪乳**を選ぶことをおすすめしています。

メソッド7

成長に欠かせない鉄はヘム鉄でとろう

鉄は、成長に欠かせないミネラルです。

なぜ、鉄が重要なのか、それを考えておきましょう。

体の中に存在する鉄のうち、その70％が筋肉や血液中にあります。血液は、血球と血漿《けっしょう》に分けられますが、この血球の96％を占めるのがヘモグロビン。**ヘモグロビンは、鉄とタンパク質が結びついたもの**です。鉄が不足すると、赤血球中のヘモグロビン濃度が下がり、貧血が起こったり、成長にも支障が出てきたりすると考えられます。

ＷＨＯがヘモグロビン濃度を公表していますが、それによると、

ヘモグロビン濃度の基準値（g／dℓ）

- **5歳未満**：11
- **12歳未満**：11・5
- **15歳未満**：12
- **成人**：13

このように段階を踏んで基準値が変わっていきます。

これがどういうことを意味するかといえば、成長するにつれてヘモグロビン

がより多く必要になっていくということです。

つまり、この**成長期には、ヘモグロビンの原料となる鉄がより多く必要とされるようになっていく**ということになります。

では、その鉄が足りなくなると、どうなるのでしょうか。

1つ論文を見てみましょう。

中東の国カタールでの研究です。

対象になったのは、40人の鉄欠乏性貧血の子どもたち（17か月程度ということですから、年齢では1歳半相当）。

この40人のお子さんを、健康な40人の子どもたちと比べると、まず、鉄欠乏貧血の子たちは、そうでない子に比べて、もともと身長が低かったと指摘されています。

標準偏差（SD）で、−1・2SDくらいとあります。**−1・2SDというのは大人になったとき、だいたい6㎝ぐらいの差が出る**ような感じになりますので、かなり差があったということがおわかりいただけるかと思います。

栄養状態と身長に差があった子どもたちに鉄をしっかり補充していき、6か月後の経過を調べました。

この論文では、子どもたちの成長スピードを表す「年間成長率（Growth velocity：略称GV）」という指標が使われています。

貧血のない子どもたちの年間成長率がもともと9・7㎝に対して、鉄欠乏性貧血の子は7・5㎝でした。そもそも年間成長率において、2㎝程度のビハインドがあったことになります。

ところが、**6か月間しっかりと鉄を補充し貧血状態が改善していくと、年間成長率が13・2㎝にまで改善した**と報告されています。

13・2㎝と7・5㎝を比べてみると1・76倍にもなっています。**欠乏状態のところに鉄を補充すると、大きく身長が伸びた**のです。**鉄が子どもの身長の伸びにおいて非常に大きな因子であることが示されたデータ**であるといってもよいでしょう。

むろん、対象になっているのが、かなり小さな子どもたちで、かつ、国も違えば、人種も違うという点は忘れてはいけませんが、いずれにしても、鉄が欠乏状態のとき、それを補充すると身長が伸びる可能性があるということがよくわかります。

では、鉄は食事の中で、どのような形でとるのがいいでしょうか。

ここで、みなさんに覚えておいてほしいのが、ヘム鉄と非ヘム鉄の違いです。

具体的にいうと、

- **肉類＝ヘム鉄**
- **それ以外＝非ヘム鉄**

という分類になります。

- **ヘム鉄の多い食材：豚レバー（13㎎）、牛モモ肉（2・8㎎）、かつお（1・9㎎）、しじみ（8・3㎎）など。**
- **非ヘム鉄の多い食材：ホウレンソウ（2㎎）、小松菜（2・8㎎）、ひじき（6・2㎎）、大豆（2・2㎎）、油揚げ（3・2㎎）など。**（）内は100g中

鉄を多く含む食品

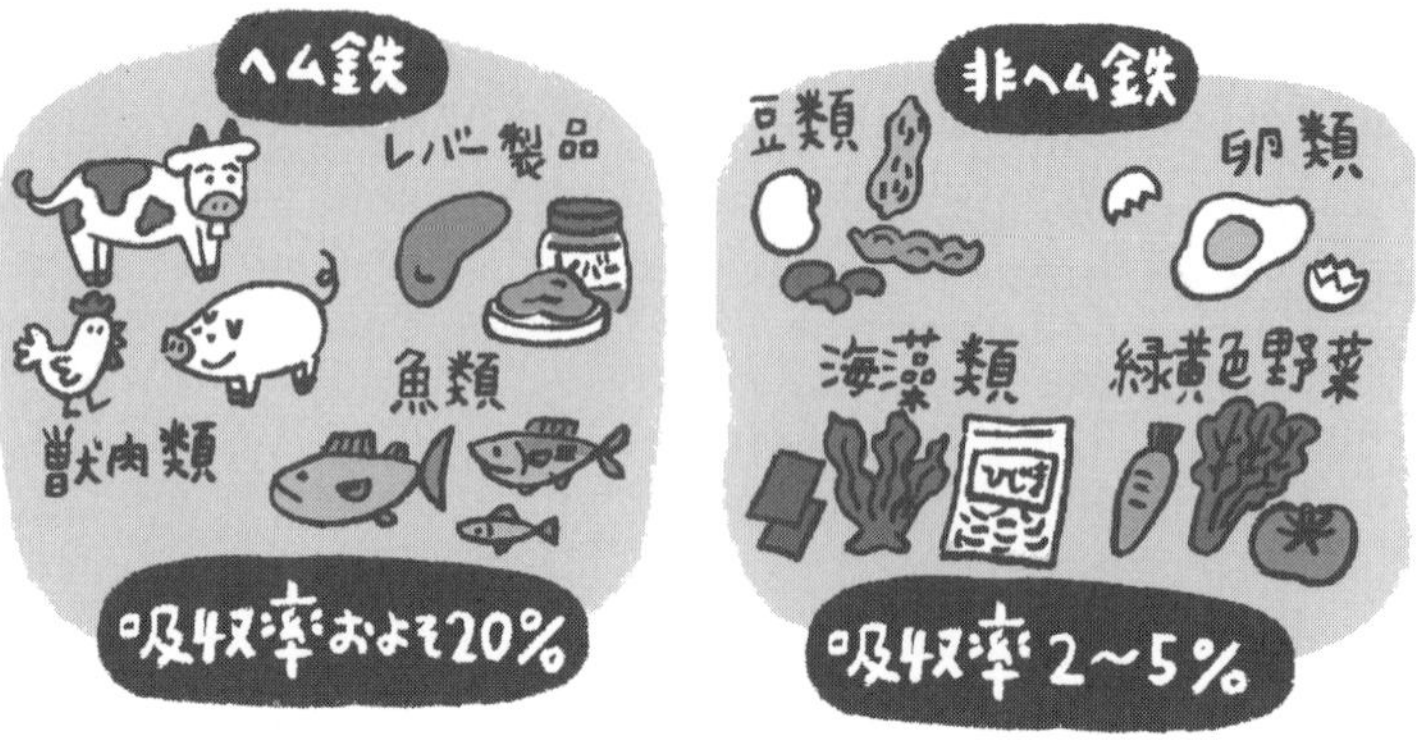
ヘム鉄
レバー製品
獣肉類
魚類
吸収率およそ20%
非ヘム鉄
豆類
卵類
海藻類
緑黄色野菜
吸収率2〜5%

の鉄含有量です。

ざっくりした区分けでいえば、ヘム鉄は動物性食品、非ヘム鉄は植物性食品に多く含まれています。

両者の大きな違いは吸収率です。**ヘム鉄がおよそ20%**程度なのに対して、**非ヘム鉄は約2〜5%**しか吸収されません。このため、鉄を摂取するなら、ヘム鉄のほうがすすめられることになります。

ヘム鉄は、レバーや牛肉などの動物性タンパク質に多く含まれていますから、**動物性の高タンパク食をとれば、良質のタンパク質も摂取できたうえに、鉄もとりやすい**ということになります。

なお、**吸収が悪い非ヘム鉄も、ビタミ

ンCといっしょに摂取すると、吸収がよくなることがわかっています。

メソッド 8

亜鉛不足は成長ホルモンの働きを低下させる

亜鉛は、200種以上の酵素反応の活性化やホルモンの合成などに関わり、私たちの健康を維持するうえで多様な働きをしていますが、身長の伸びとも非常に関連の深いミネラルです。

亜鉛が欠乏すると、成長障害、すなわち、身長の伸びが悪くなり、低身長症になるリスクがあるとされています。

亜鉛が欠乏した子どもに亜鉛を補充することで身長が伸びたという論文を紹介します。

タイで行われた研究を見てみましょう。

参加したのは、140名の子どもたち（平均年齢8・9歳）。なお、研究対象となった地域は、亜鉛欠乏症が流行しているエリアでした。

140名を2グループに分けました。

・偽薬（プラセボ）を飲む子ども：70名
・亜鉛サプリメントを飲む子ども：70名
ちなみに、研究開始前、2つのグループの平均身長には差はありませんでした。この2グループに、6か月にわたって、それぞれの薬を飲んでもらいました。

6か月後、偽薬を飲んだ子どもと、亜鉛サプリメントを飲んだ子どもの身長を比較し、どちらのグループの身長が伸びたのかを検証。果たして亜鉛の効果があったかどうかを調べたのです。

結果は以下の通りです。
・偽薬：平均＋4・7㎝
・亜鉛サプリメント：平均＋5・6㎝
亜鉛サプリメントを飲んだグループは、偽薬を飲んだグループよりも、身長が約1㎝より伸びたという結果になっています。

半年で1㎝の差が生じたというのはかなり大きいです。しっかりと差が出たことがわかります。

まとめると、亜鉛サプリによってタイの子どもたちの身長が伸びた、ということになります。

この研究はタイを舞台にしたものであり、研究対象者が亜鉛欠乏の状態だったことは、やはり強調しておかなくてはいけないでしょう。

日本臨床栄養学会による「亜鉛欠乏症の診療指針2018」を見ると、亜鉛欠乏による低身長症に対して亜鉛の補充を行った研究論文の紹介がなされています。

これらの研究データによれば、タイの研究と同様に、**亜鉛欠乏によって身長の伸びが悪くなっているとき、亜鉛を補充することで、身長が伸びる**ということが示されています。

亜鉛は欠乏した状態であれば摂取することが基本的には望ましいと、2018年の亜鉛欠乏症の診療指針からわかります。

日本人が亜鉛が足りているかどうかについては、欠乏傾向があるという指摘もあるようですが、同じ診療指針の亜鉛の摂取量及び推奨量のデータを見る

亜鉛を多く含む食品

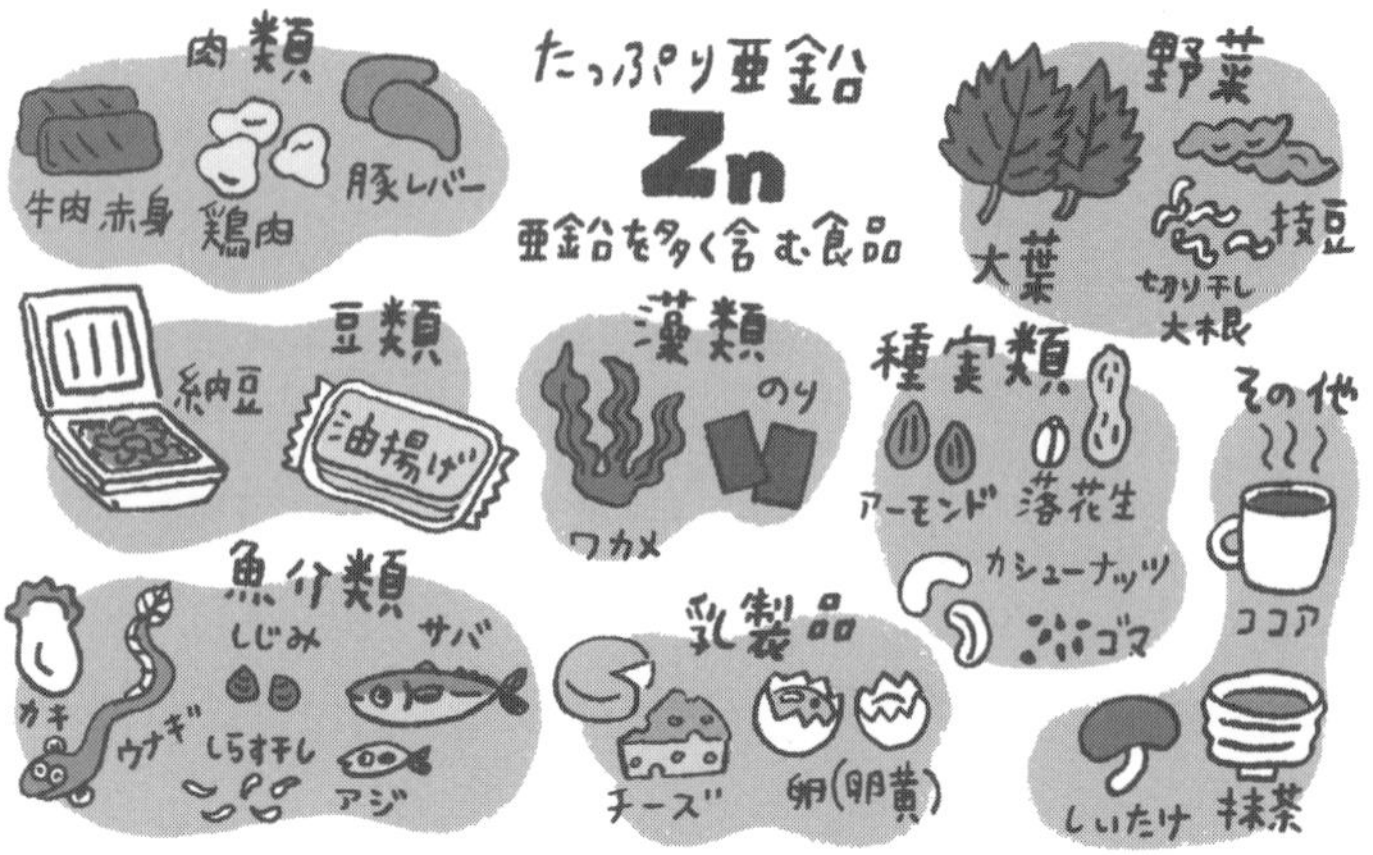

と、亜鉛が足りていると読むこともできます。

このため、サプリで摂取するよりは、**食事で意識的に摂取するのを心がける程度でよい**と考えています。

というのも、亜鉛は過剰摂取すると、逆に副作用が起きやすいので、注意の必要なミネラルでもあるからです。

急性亜鉛中毒では胃障害、めまい、吐き気などが起こります。継続的に過剰摂取すると、銅欠乏や鉄欠乏が問題となることもあります。こうしたリスクがあるため、**亜鉛の補充をサプリメントや飲み薬で行う場合には、必ず医師の監督下で採血して管理しながら飲む**ことをおすすめします。

亜鉛を多く含む食材としては、**牡蠣（14・0㎎）、豚レバー（6・9㎎）、牛肩ロース（5・6㎎）、カシューナッツ（5・4㎎）、アーモンド（3・6㎎）、納豆（1・9㎎）、プロセスチーズ（3・2㎎）、ゴマ（5・5㎎）**など。（）内は100g中の亜鉛含有量です。

ナッツ類やチーズであれば、おやつとして摂取しやすいという大きな利点があります。

また、**ゴマも、さまざまな料理にふりかけて使えますし、おいしくなります。**一般的に健康によい食材ともいわれていますから、大いに活用していくとよいでしょう。

メソッド9

カルシウムの吸収を助けるビタミンDとは

ビタミンDについては、最初に注意点を挙げておきましょう。

ビタミンは大きく分けると、2種類あります。

・**水溶性ビタミン**
・**脂溶性ビタミン**

水溶性ビタミンは水に溶けるビタミンという意味になりますが、みなさんもよく知っているビタミンCがその代表です。水溶性のビタミンは、大量に摂取しても尿とともに排泄《はいせつ》されるので、よけいにとっても問題になりません。比較的安全なビタミンといってもいいでしょう。

一方、ビタミンD、ビタミンE、ビタミンK、ビタミンAは脂溶性で、尿として排出されません。

もしも仮に**過剰にとってしまった場合、体内に蓄積されていき、さまざまの障害を起こす可能性があります。**ですから、こちらは、よけいにとってはいけないビタミンです。

ビタミンDもその1つなので、サプリメントを買ってきて**大量に摂取する**

のは、絶対にやめてください。

ともあれ、こうした点を踏まえたうえで、ビタミンDについても触れておきましょう。

最初にマイナス面ばかり触れてしまったので、ポジティブなポイントもピックアップします。とくにビタミンDと骨の成長の観点からいえば、ビタミンDの働きとして、

- **カルシウムの吸収を促す**
- **骨の形成を促す**
- **小児の体質によるO脚の改善データもあり**

ビタミンDは、**骨の材料となるカルシウムの吸収を助けたり、もしもカルシウムが足りない場合には、尿中のカルシウムを再吸収するように働きかけます。**

さらに、**骨へのカルシウムの沈着を促して骨の形成を助け、強い骨を維持するのに役立ちます。**

ビタミンDを多く含む食品

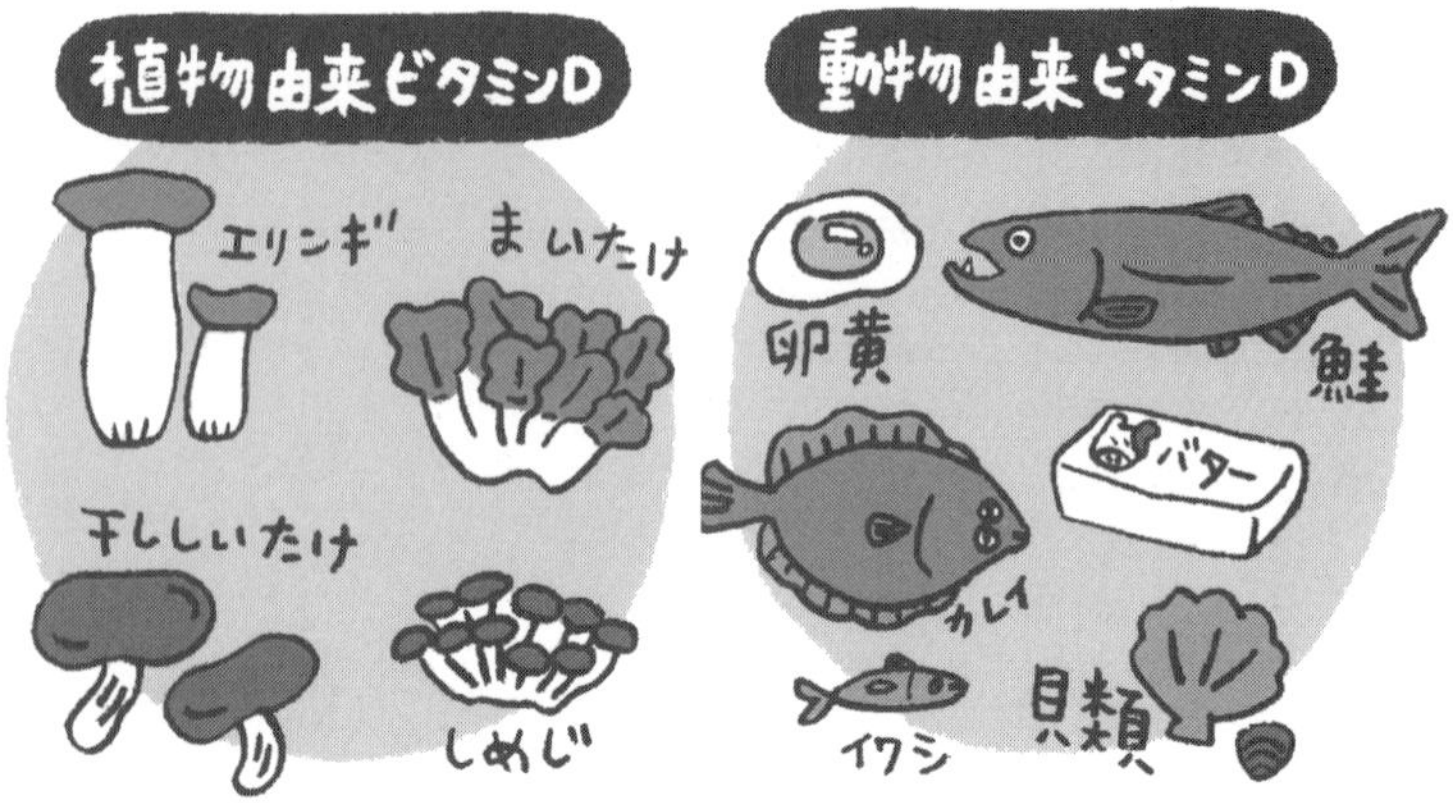

骨の健康に欠かせない栄養素というと、多くのかたがカルシウムを思い浮かべるでしょうが、ビタミンDが働いてこそ、カルシウムも有効活用されるのです。

ビタミンDの摂取が少な過ぎる人は、骨がやわらかくなり、細くなり、もろくなってしまいます。この疾患は、小児の場合なら「くる病」、大人の場合なら「骨軟化症」と呼ばれます。

また、新しい研究によれば、O脚の幼児（4歳）にビタミンDを1年間投与し、経過を観察したところ、O脚が改善されたという報告も出されています。

ビタミンDを多く含む食品としては、

きくらげや干ししいたけなどのキノコ類や、内臓ごと食べられる魚類、シシャモやしらす干しなどのほか、鮭もすすめられます。

なお、**ビタミンDは、日光を浴びることで生成される**ことも知られています。目安としては、**夏なら木陰で30分程度、冬なら1時間程度**とされています。

身長を伸ばすために、私は、みなさんにスポーツを行うことをおすすめしていますが、**戸外でのスポーツをやっていれば、ビタミンDの生成にも役立つことになる**はずです。

メソッド 10

身長を伸ばすために控え目にしておきたい栄養成分とは？

食べ物の中には、タンパク質のように身長を伸ばすのに役立つと考えられる食べ物がありますが、その一方、もしも身長が伸びなくなる食べ物があるとしたら、気にされるかたもいらっしゃるでしょう。

ここでは、身長が伸びにくくなる食べ物があるかどうか、考えてみましょう。とくに検討したいのが、**大豆のイソフラボン**です。

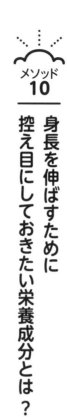

更年期の女性向けに売られている健康食品を見ると、「イソフラボン配合」といった文字が目につきます。

更年期には、女性ホルモンの分泌が少なくなることで、さまざまな体の不調が起こってきます。それが更年期障害ですが、こうした不調を改善するために、補充されるのがイソフラボンです。

イソフラボンは、分泌のへった女性ホルモンの代わりをする、女性ホルモン様物質で、これを補充することで症状の軽減に役立つとされています。

そのイソフラボンを、思春期が始まる前のお子さんがたくさん摂取したら、どうなるか。

たくさん摂取した**イソフラボンが体内で女性ホルモンに変換されれば、骨端線が早く閉じる、もしくは思春期が早くきてしまう、そういった原因になるのではないか**という懸念があるわけです。

1つ論文を見てみましょう。

韓国の仁済医科大学で行われた研究です。

1章でも触れましたが、**思春期早発症**は、思春期症状が低年齢のころから発現し、早期に体が完成してしまうため、一時的に身長が伸びたあと、小柄のままで身長が止まってしまう疾患です。

8歳くらいの年齢の、思春期早発症の女子108名と、思春期が早めにきていない91名とを調べて、それぞれの血中のイソフラボン濃度を比較しました。

その結果、**思春期早発症の女子の採血結果を見てみると、イソフラボン濃度が高い子の割合が多かった**とされています。

つまり、この論文からは、やはりイソフラボンの摂取量は多くないほうがいいというような結論になります。

ただ、もちろん、これはこの1つの論文の結果であって、これですべてが決まるわけではありません。

ほかの研究を探してみると、**多くの研究を総合的に分析したシステマティックレビューでは、イソフラボンと身長の間には関連性は見つからなかった**という報告もあります。

イソフラボンが身長の伸びを止める効果があるのかどうかについては、明解な答えは出せない、というのが現時点での結論となります。

ただ、地域別のイソフラボンの摂取量の違いを見てください。

・**アジア人の摂取量　１日あたり25～50㎎**
・**西洋諸国の摂取量　１日あたり３㎎未満**

このようにアジアと西洋諸国とを比べると、アジアのほうが圧倒的に大豆を食べていることがはっきりしています。

基本的にはアジア人のほうが大豆の摂取量が多いそうです。

私たちがふだん食べている納豆や豆腐や味噌汁も、みな大豆製品。ほかのアジアの国でも、おそらく似たような状況が考えられるでしょう。

アジア人のほうが西洋諸国の人たちよりも、かなり身長が低いことは明らかですから、ひょっとすると、大豆のイソフラボンは、マイナスの方向の力となって働いているのかな？　という仮説が成り立つかもしれません。

ただ、その仮説にも、１つ留保をつけておきましょう。

もしも、**イソフラボンに身長の伸びを止める強力な効果があったとしたなら、これだけ大豆製品を食べている日本人の身長は、もっと低くなっていてもおかしくはない**からです。

大豆製品は、納豆をはじめとして多くの食品があり、それぞれ健康によいとされています。もちろん、健康維持のために、大豆食品を食べることは否定されるわけもありません。

ただ、**イソフラボンの作用が気になるかたは、この項目の検討を踏まえて、摂取を控えめにしておくというのも1つの選択肢**となるでしょう。

メソッド11 肥満は早熟化を招き、身長の伸びが早めに止まるおそれあり

肥満と身長の関連については、まず1つ文書を引用させてください。

大阪大学の公的機関の1つである大阪ユニットセンターの小児科医である高《たか》桑《くわ》聖《さとし》先生が、子どもたちの早熟化について書いている文章です。

「思春期早発症を引き起こす可能性のある生活習慣で、現代社会との関連が深いのが肥満と夜更かしです。

肥満のこどもは脂肪細胞1つ1つが大きく膨らんでおり、その膨らんだ脂肪細胞から分泌されるレプチンという物質が思春期を促すと考えられています。

また**夜更かしは、思春期を遅くする作用があるメラトニンという物質を低下させます。**従って、肥満になるような食生活や夜更かしは、思春期を早める生活習慣ということになります」（太字は引用者）

こうした見方があるところからも、身長を伸ばすためには、肥満と夜ふかしを避ける必要があるでしょう。

中国の研究を1つ紹介しましょう。

この研究では、5000人弱の女児に関する11の研究を総合的に分析して、**標準体重の女児と、肥満体重の女児を比較しました。**

すると、思春期早発症を発症した女児は、標準体重のグループよりも、肥満

体重のグループのほうに有意に多かったと報告されています。

男子については、データが不十分ということで、結果はまとめられていません。ですので、肥満と男子の身長の伸びについて、結論は出ていないということです。

一方、少なくとも女児に関しては、体重が重い子のほうが思春期が早く始まる、つまり、身長の伸びも早く止まるということになります。

こうした研究もありますから、女児の場合、お子さんが太っていると、肥満が身長の伸びにマイナスに働く可能性があります。

肥満気味、肥満しているお子さんは体重を管理し、太り過ぎにならない程度にコントロールしていくことがすすめられます。

メソッド12 肥満対策とやせ過ぎ予防のため、体重を毎日記録しよう

肥満の目安としては、大人はＢＭＩが指標となりますが、お子さんの場合、別の尺度があります。

それが、ローレル指数＝小学生以降の子どもの体格指数です。

ローレル指数＝体重（kg）÷【身長（m）×身長（m）×身長（m）】×10　で計算

100未満：やせ過ぎ

100〜115：やせている

115〜145：普通

145〜160：太っている

160以上：太り過ぎている

高校生くらいになったらBMIでもいいでしょうが、それまでは、こちらのローレル指数を参考にしてみてください。

これで太り過ぎであったら、体重をへらしたほうがよいでしょう。

糖質、脂質を控えめにして、タンパク質を多めの食事を心がけましょう。

なお、体重コントロールの方法の1つとして、**レコーディングダイエット**があります。

レコーディングダイエットとは、文字通り、毎日、必ず体重を測り、その記録をとる方法です。

今日は食べ過ぎてしまったから、体重計に乗らないようにするというのはダメ。**食べ過ぎても、食べ過ぎていなくても、必ず毎日体重を測ることがレコーディングダイエットの秘訣**です。

本格的なレコーディングダイエットは、毎日、食べた物をすべて書き出していくのですが、これをやろうとすると、記録をとることの負担が大き過ぎるため、続けられない人が少なくありません。

ましてや学校生活で忙しいお子さんたちには負担大。

ですので、その簡易版として、体重だけを記録することをおすすめします。スマホのアプリにも、レコーディングダイエットと同様の趣旨で体重管理ができるものもありますから、それらを使ってもよいでしょう。

毎日記録することによって、自分の食べ方や太り方に関する傾向やクセが見えてきます。つまり、**記録を続けていくことが、さまざまな気づきを促し、それが体重をへらすことへとつながっていくのです。**

少しずつやせ始め、記録によってその成果が確認できると、ダイエットを続けていくモチベーションも高まります。

その一方、やせ過ぎも、もちろん、よくありません。

極端にやせていく場合、栄養状態が悪くなっていることは明らかです。そうなれば、成長のために栄養を回せず、身長の伸びは悪くなります。

身長を伸ばすための余力を生むためにも、適切な体重を維持していきましょう。

Q&A

「身長を伸ばすのに炭水化物は必要ですか？」

もちろん、必要です。

ただ、炭水化物は（特に主食としてとる場合）大半が糖質になりますから、その意味では、マイナスのイメージをお持ちのかたも多いかもしれません。食べ過ぎたら、太るなど。

しかし、**身長を伸ばすうえで、要らない栄養素はない**というのが大原則。貴重なエネルギー源ですから、炭水化物もちゃんととってください。気をつけなくてはいけないのが、炭水化物のとり過ぎにより、体重がふえ過ぎてしまう点。

体重をちゃんと管理しながら、炭水化物を摂取していただくのがいいでしょう。本文でも触れましたが、主食（炭水化物）1皿に対して、タンパク質2皿、この目安に準じて食べていただくのがいいでしょう。

Q&A

「肉のどの部位を食べると身長が伸びますか？」

最も大事なのは、タンパク質の1日の摂取量です。まず、それをしっかりと理解しておきましょう。

たとえば、私が「ヒレ肉がよい」とお伝えしたとしましょう。しかし、もしもヒレ肉を5gしか食べないのであれば、サーロインを200g食べたほうが絶対によいのです。

つまり、この場合、最も重要なのは**どの部位かではなく、必要とされる栄養素をどれだけ摂取できているか。そのボリュームが大事**ということです。

それを踏まえたうえで、**どの部位がよいかということになれば、「脂肪の少ないところ」**というのが1つの答えになるでしょう。

脂肪のとり過ぎは肥満につながります。

肥満は、早熟化を促す可能性があるので、脂ぎったお肉より、脂身の少ない肉を、必要量とることを重視していただければと思います。

Q&A

「おすすめの夜食がありますか？」

おすすめしたいのは、**ビーフジャーキー。**

なぜビーフジャーキーかというと、3つポイントがあります。

- **タンパク質がたっぷり**
- **亜鉛がたっぷり**
- **噛み応えあり**

ビーフジャーキーは、100g中54・8gものタンパク質が含まれる高タンパク食。タンパク質補給のための貴重な食材です。

しかも、身長を伸ばすうえで必要とされるミネラルである亜鉛も、豊富に含みます。

亜鉛の多い食材としては、牡蠣（100g中14・0㎎）と牛レバー（100g中3・8㎎）が代表ですが、**ビーフジャーキーに含まれる亜鉛の量は、100g中8・8㎎！　レバーよりも多い**のです。

コンビニエンスストアなどでも購入できますから、たとえば、塾に行っているお子さんでも夜食として手軽に食べられます。

しかも、ビーフジャーキーは**噛み応えがありますから、噛んでいるうちに、脳の満腹中枢が刺激され、食べ過ぎることがありません。**

夜、おなかが空いたときに小腹を満たすのに適した食材といってもいいでしょう。

しかも、それでタンパク質と亜鉛がしっかりとれるので一石二鳥です。

3章

寝る子は本当に育つ

（メソッド13～メソッド16）

メソッド13

身長を伸ばすために必要な睡眠時間とは？

身長を伸ばすための最も重要な3つの要素「食事」「睡眠」「運動」のうち、この章では、睡眠についてお話しします。

睡眠で重要視しなければならないのは、**時間と質、どれくらいの時間を眠ればいいのか、そして、質のよい睡眠をとるにはどうしらいいかという点**です。

まず、睡眠時間について考えましょう。

アメリカの非営利慈善団体である国立睡眠財団（National Sleep Foundation）が年齢別の推奨される睡眠時間を公表しています。

睡眠の専門家だけではなく、小児科や産科婦人科、老年学、神経学、解剖学といった多くの学会の専門家がこの検討に加わり、2018年に論文として発表されたものです。

次ページのグラフを見てください。推奨睡眠時間のグラフで、年齢別の適正睡眠時間が示されています。

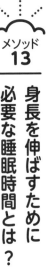

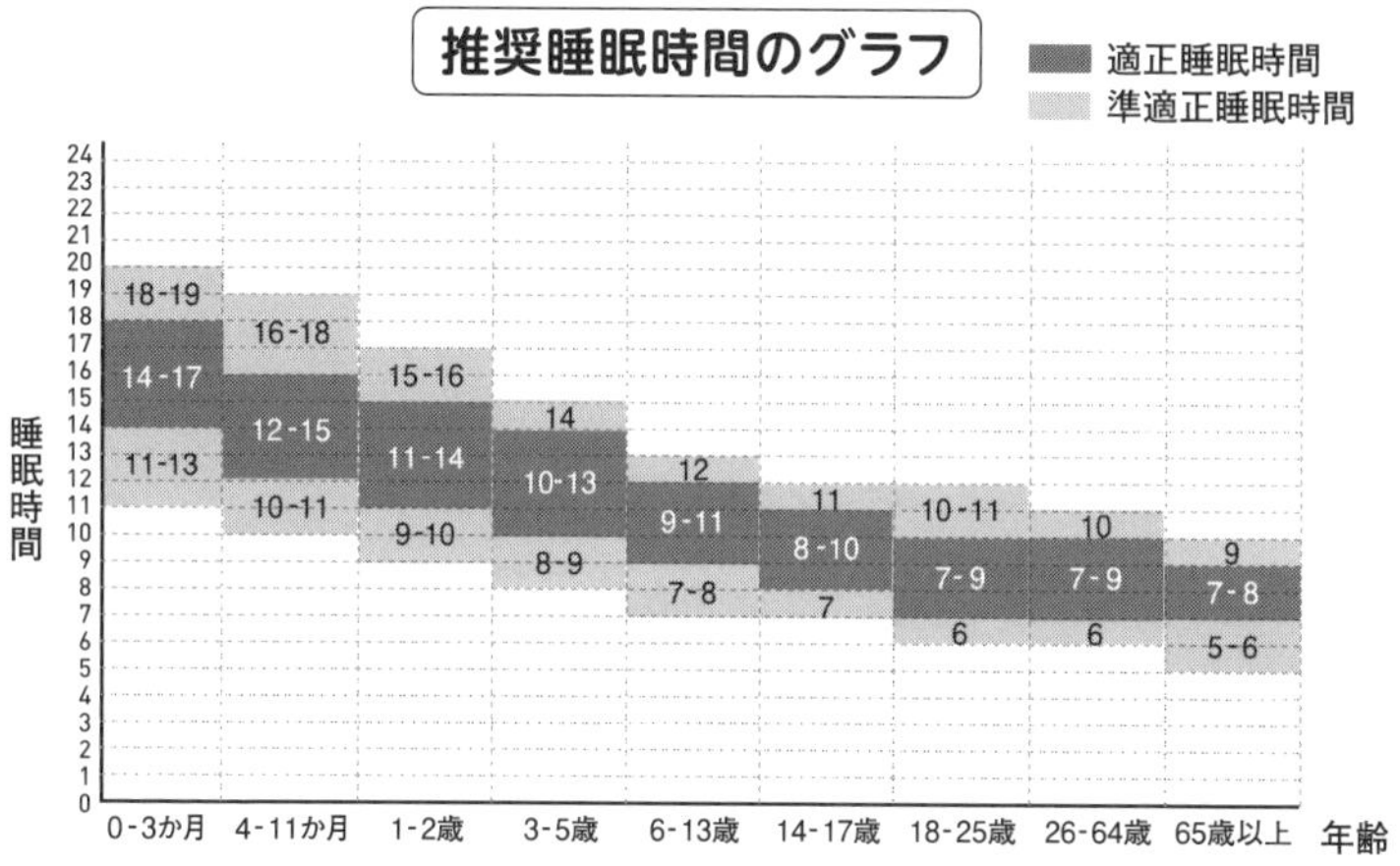

※「国立睡眠財団(National Sleep Foundation)」より

いちばん左から0〜3か月、4〜11か月、というように右に行くにつれて年齢が上がっていき、いちばん右が65歳以上となります。

グラフでは、濃い色のゾーンが適正睡眠時間を表しています。0〜3か月の赤ちゃんであれば、14〜17時間が適正睡眠時間になります。薄い色の上下の部分が準適正睡眠時間となります。0〜3か月の赤ちゃんであれば、11〜13時間、もしくは18〜19時間が準適正睡眠時間ということになります。

グラフ全体を見ていただければ、すぐわかりますが、**グラフが右に進むほど（年をとればとるほど）、適正睡眠時間がへっていき**

ます。

逆にいえば、**若ければ若いほど、たくさん寝ることが求められている**ことになります。

文字通り、**寝る子は育つ**のです。

寝ている間に成長ホルモンが分泌されますから、しっかり睡眠をとることは身長を伸ばすためには欠かせないことです。

グラフからみなさんの身長に関連するところをピックアップしてみましょう。

年齢による適正睡眠時間はこのようになります。

- 0〜3か月：14〜17時間
- 4〜11か月：12〜15時間
- 1〜2歳：11〜14時間
- 3〜5歳：10〜13時間
- 6〜13歳：9〜11時間
- 14〜17歳：8〜10時間
- 18〜25歳：7〜9時間

よく「8時間寝てください」といわれますが、このデータに基づけば、8時間で足りるのは14歳以上です。

13歳以下であれば、8時間寝ても、睡眠時間が十分には足りないということになります。

そこで、身長を伸ばすための適正睡眠時間を学校区分に合わせてわかりやすくまとめ直すと、次のようになります。

- **小学生：9〜11時間**
- **中学生：8〜11時間**
- **高校生：7〜10時間**

なお、睡眠時間は長過ぎてもよくありません。

ですから、ここで示されている適正時間を目標に、眠る時間をコントロールするといいでしょう。

身長を伸ばすためには、睡眠時間の確保することも大事ですが、それに劣らず、睡眠の質も重要です。

メソッド14 質のよい睡眠とは？ 寝た子は起こすな！

睡眠の質というと、人によって、さまざまなイメージを持たれるかもしれません。「寝つきがよい」とか、「熟睡感がある」とか、「目覚めがよい」などなど、いろいろな尺度が考えられます。

ただし、身長を伸ばすという1点に限っていえば、最も重要となるのは、睡眠の深さということになるでしょう。

質のよい睡眠とは、深い睡眠であり、それがまた、身長を伸ばす睡眠ともなりうるのです。

質のよい睡眠、深い睡眠がなぜ身長を伸ばすことにつながっていくのか、考えていきましょう。

本題に入る前に、私たちの睡眠のメカニズムについて簡単におさらいしておきます。

レム睡眠とノンレム睡眠

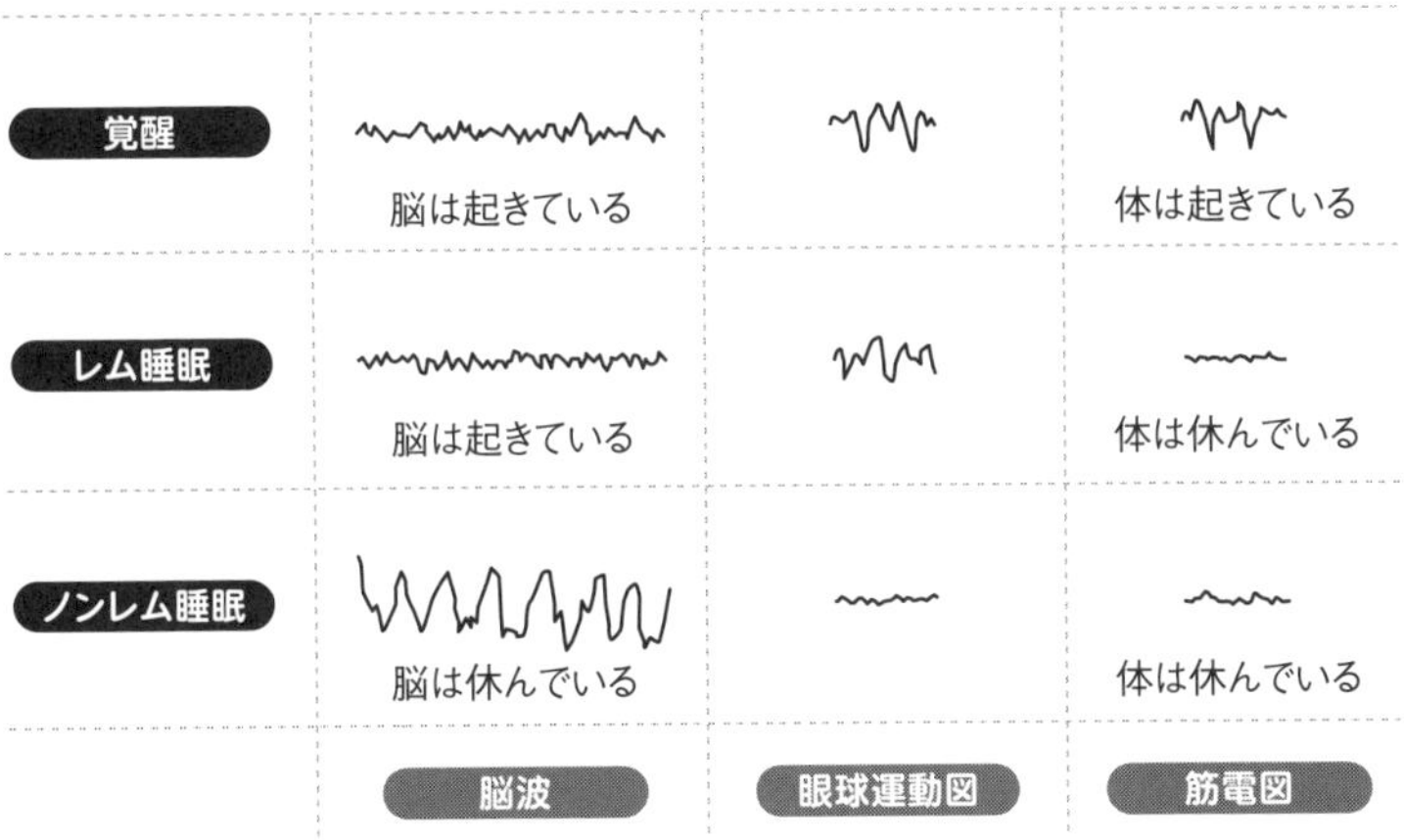

	脳波	眼球運動図	筋電図
覚醒	脳は起きている		体は起きている
レム睡眠	脳は起きている		体は休んでいる
ノンレム睡眠	脳は休んでいる		体は休んでいる

睡眠には、**「レム睡眠」**と**「ノンレム睡眠」**という2つのタイプの睡眠があります。

レム睡眠は、**脳が起きていて、体は休んでいる**状態です。レム睡眠中は目がぴくぴく動く、Rapid Eye Movement（急速眼球運動）があるところから、REM（レム）睡眠と呼ばれます。

レム睡眠では、脳は活発に活動し、記憶の整理や定着が行われていると考えられています。

一方、ノンレム睡眠では、**脳も体も休んでいます**。

眠りは、まずノンレム睡眠から始まり、一気に深い眠りに入ります。

眠りについてから1時間ほどたつと、徐々に眠りが浅くなり、レム睡眠へと移行。その後再び、ノンレム睡眠の深い睡眠に入り、続いて浅い眠りのレム睡眠に移行といった具合に、**おおよそ90分周期で、ノンレム睡眠とレム睡眠が交互に出現するというパターンが一晩に3～5回繰り返されます。**

とくに重要なのは、**ノンレム睡眠時において、成長ホルモンが分泌され、成長促進や疲労回復効果がもたらされる**点です。

ここで、ワシントン大学の高橋《たかはし》由紀《ゆき》先生らによる睡眠と成長ホルモンについての研究論文を取り上げましょう。

この実験に協力したのは、20～30歳代の男性4人女性4人の計8人。

8人に眠ってもらい、睡眠中に30分間隔で採血し、脳波と眼電図による眼球運動の有無を調べました。採血によって成長ホルモンの濃度がわかり、脳波と眼球運動から睡眠の深さが調べられます。

実験データをグラフにすると、次ページのようなものになります。

グラフの上の部分が睡眠の深さを示すグラフとなっています。この場合、グラフが下に向かうほど、眠りが深くなることを示します。

睡眠と成長ホルモンの関係

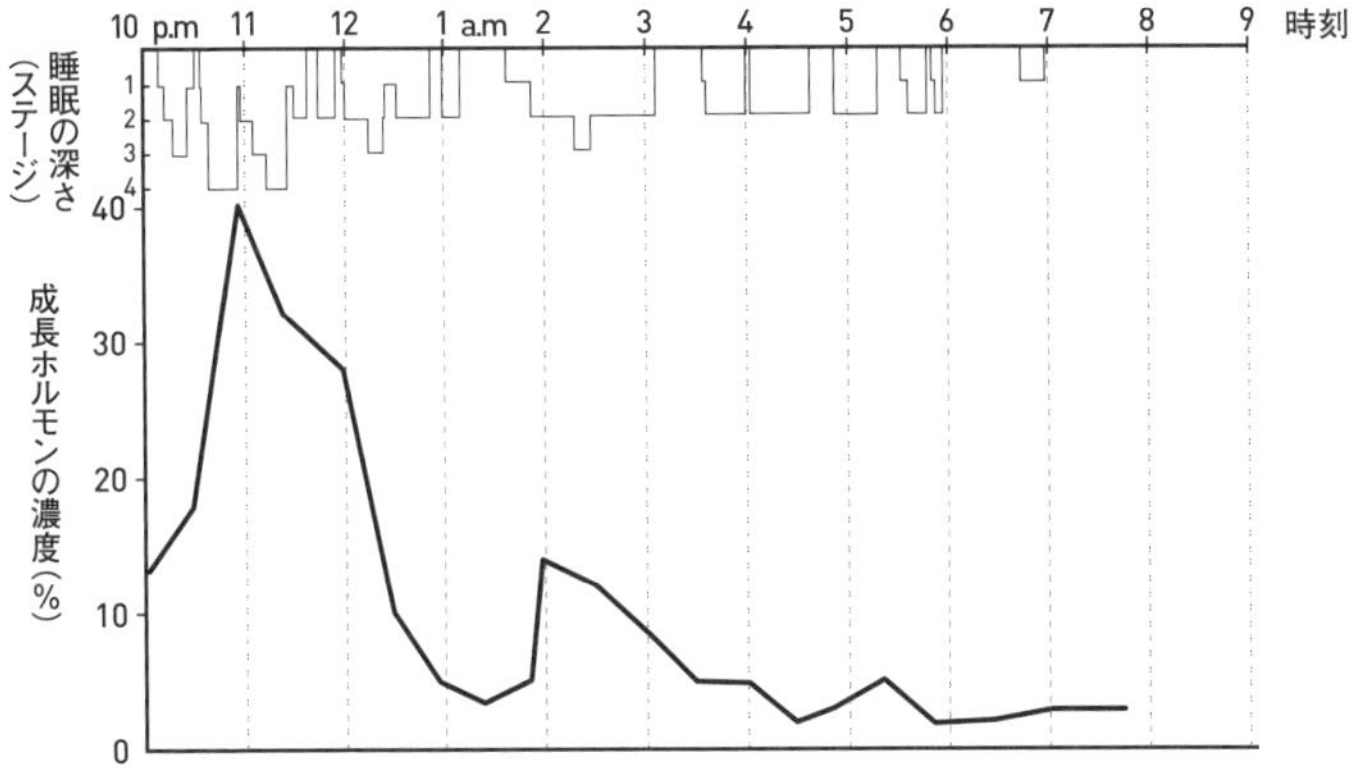

※「Growth hormone secretion during sleep」より

横軸は睡眠の時間軸を表しています。

グラフを見ると、夜10時に就寝し、11時前後で縦軸がステージ4付近まで届いています。

つまり、**最初の90分の眠りが非常に深い**ということを表しています。

さて、そこで、それに対応する成長ホルモンの分泌のグラフを見てみましょう。

ご覧になっていただければ一目でわかる通り、**最初の睡眠90分で分泌量が急激に上がったあと、急降下**しています。

上の睡眠のグラフで、**睡眠の最も深くなるステージ4に向かって眠りが深くなっていくのに応じるように、成長ホルモン濃度が上がっている**ことがよくわかります。

さらに詳しく数値を見ていくと、成長ホルモン濃度の最大値は40%に達しています。その後の睡眠では、そこまで高くなることは一度もなく、成長ホルモンの濃度の最小値は、およそ1~5%程度にとどまったまま。

このように最初の寝入りばなの最も深く眠っているときと、朝方の浅い眠りのときとでは、成長ホルモンの分泌濃度に10倍程度の差があることがわかります。

このグラフは20歳女性のデータですが、別のある日は成長ホルモン濃度が70%まで分泌されているときもあったとされています。

つまり、**深い睡眠を得られているときは、そうでないときの約20倍程度成長ホルモンが分泌されていた**とも考えられます。

この研究データから非常に貴重な知見が得られます。

それをまとめると、次のようになるでしょう。

●睡眠は、最初の90分が最も大切

●最初の90分の睡眠で、いちばん低いときの10倍程度の成長ホルモンが分泌される

この論文によって、質のよい睡眠とは？　という問いについても重要な手がかりが得られることになります。

身長を伸ばすために必要な成長のホルモンの分泌をより多く促すためには、最初の90分の眠りをできるだけ深くすることが重要ということになります。

この点は、ぜひお父さん・お母さんたちにご理解いただきたい内容だと考えています。

お子さんが眠りについたあと、最初の90分で、どっと成長ホルモンがたくさん分泌されています。

だからこそ、**お子さんが眠りについた当初の時間帯は絶対に起こさないように注意してください。**

寝た子は起こすな。

この研究が教えてくれる重要なポイントになります。

メソッド 15

質のよい睡眠確保の鉄則は寝る前のルーティンを守って眠ること

質のよい睡眠を確保するために、寝る前に守ってほしいことがいくつかあります。すすめられるのは、**寝る前の自分のルーティン（行動のパターン）を作って、毎晩、その決まりの通りに寝るようにする**ことです。パターンが定まって、自分なりのルーティンがきちんとできてくると、寝つきもスムーズになっていきます。

ポイントを7つ挙げます。

〈質のよい睡眠をとるための7つのポイント〉

①お風呂に入る

②日中のスポーツ

③歯磨きをする

④パジャマに着替える

⑤ **夜ふかしは控える**

⑥ **スマホのブルーライト・光刺激に注意**

⑦ **1週間単位で睡眠時間をコントロールする**

それぞれ、解説していきましょう。

まず、第一が**お風呂に入る**ことです。

シャワーをざっと浴びるだけ。これはおすすめできません。**湯舟にしっかりと浸かってください**。やり過ぎはよくありませんが、体がある程度火照《ほて》るくらいまで、体を温めておくといいでしょう。

その後、お風呂から出ると、体温が少しずつ下がっていきます。このとき、お風呂で温められた体の熱が放射されていくことで、**深部体温が下がっていきます。すると、自然な眠気が訪れる**のです。

こういう体のシステムを踏まえて、**入浴後90分後くらいに寝るのが効率がよい**とされています。

いいかえれば、就寝時刻の90分前に入浴するのがよいということになります。

第二が、**日中のスポーツ**です。

日中をほとんど家の中で動かずにゴロゴロ過ごしてしまった日に、なかなか寝つけなかったという経験を、みなさんもしているのではないでしょうか。

これに対して、日中に一生懸命スポーツをした日には、たいていすぐに寝ることができます。

スポーツ後の心地よい疲労感は、寝つきをよくし、睡眠の質もアップさせてくれます。

運動の項目で改めて説明しますが、スポーツは身長を伸ばす成長ホルモン分泌のうえでも欠かせないもの。

ですから、日中にしっかり体を動かすことが大事です。

第三、**歯磨き**。必ず行ってください。

みなさんも経験があるかもしれませんが、疲れていたせいで、歯磨きをさぼって寝てしまった翌朝は、口がネバネバして気持ちが悪いものです。

歯磨きをせずに眠ってしまった場合、翌朝感じる口腔内の不快感を、寝ている間も感じていると考えられます。

不快感を感じながら寝ている場合と、口の中がスッキリして寝ている場合では、どちらの睡眠の質が高くなるかは明らかでしょう。

だからこそ、睡眠の質を上げるためにも、ぜひ就寝前の歯磨きをしっかり行ってほしいのです。


第四が、**パジャマに着替える。**

たとえば、日中にスポーツをがんばってやって、疲れ果てた状態で帰ってきた日には、制服のワイシャツ姿のままや、運動着のままで眠ってしまうケースがあるかもしれません。

しかし、これは当然ながら、すすめられません。

お風呂に入っていれば、自動的にパジャマに着替えることにはなるでしょうが、**寝やすい恰好で眠ることが、睡眠の質を向上させるためにとても大切**です。

同様に、ソファーで寝てしまうこともNG。スポーツをしたあとは、体がだるくベッドまで行くのがめんどうになり、ソファでうたた寝してしまうお子さんもいるでしょう。

しかし、**ソファーで寝たくなるところをガマンしてお風呂に入りましょう。もちろん、歯を磨いて、パジャマに着替えて、それから寝るというルーティンをなんとか守ってほしい**のです。

また、寝室は、暑すぎても、寒すぎても寝心地がよくありません。部屋を快適な温度に保っておくようにしましょう。

第五が、**夜ふかしを控える**ことです。

夜ふかしがいけないのは、たった1回でも、生活のリズムを乱すきっかけとなるおそれがあるからです。

たまたま午前2時くらいまで夜ふかししてしまった翌朝は、起きるのがつらくなります。それでも学校があるため、無理やり6時半に起きたら、4時間半しか眠っていません。当然、睡眠不足で授業中に居眠りしてしまったり……これが最悪のパターンです。

そうなると、当然ですが、その晩も寝つきが悪くなります。授業中に居眠りしてしまって夜寝られなくなる、このパターンが続けば、生活リズムはどんどん崩れていきます。

これでは、質のよい睡眠も、十分な睡眠時間の確保もできません。

そのきっかけとなりかねない夜ふかしはできるだけ避けたいのです。

同じような意味合いで、明日学校がないからといって、休日前に夜ふかしをするのもおすすめできません。毎日、規則正しく、同じ時間に寝るようにするのがベストです。

それに、すでに触れたように、**夜ふかしは早熟化を進める要因でもある**ので、その点でもすすめられません。


第六、**スマホのブルーライト、光刺激に注意**しましょう。

スマホやパソコンなどから出ているブルーライトは、可視光線の中では最も波長が短く、強いエネルギーを発しています。

寝る前などにスマホのブルーライトを浴びていると、**覚醒効果があり、頭が冴えてきてしまいます。体内時計も遅れるようになり、寝つきにくくなる**とされています。

少し眠くなってきたときに、スマホで動画などを見ていると、なかなか寝つけなくなってしまう経験をしている人も多いでしょう。これも、ブルーライトの覚醒効果によるものです。

また、ブルーライトだけでなく、それ以外の光刺激も、睡眠の質を低下させます。

考えてみれば、これはあたりまえのことで、こうこうと明かりのついたところで寝るのと、暗いところで寝るのとを比べれば、どちらがよく眠れるかといえば、迷う余地なく暗いところがいいとなります。

寝る1時間くらい前からは、スマホやテレビなどを見ることは控えたほうがよいでしょう。

第七、**1週間単位の睡眠時間をコントロールする**。

寝る前にこれはやっちゃダメ

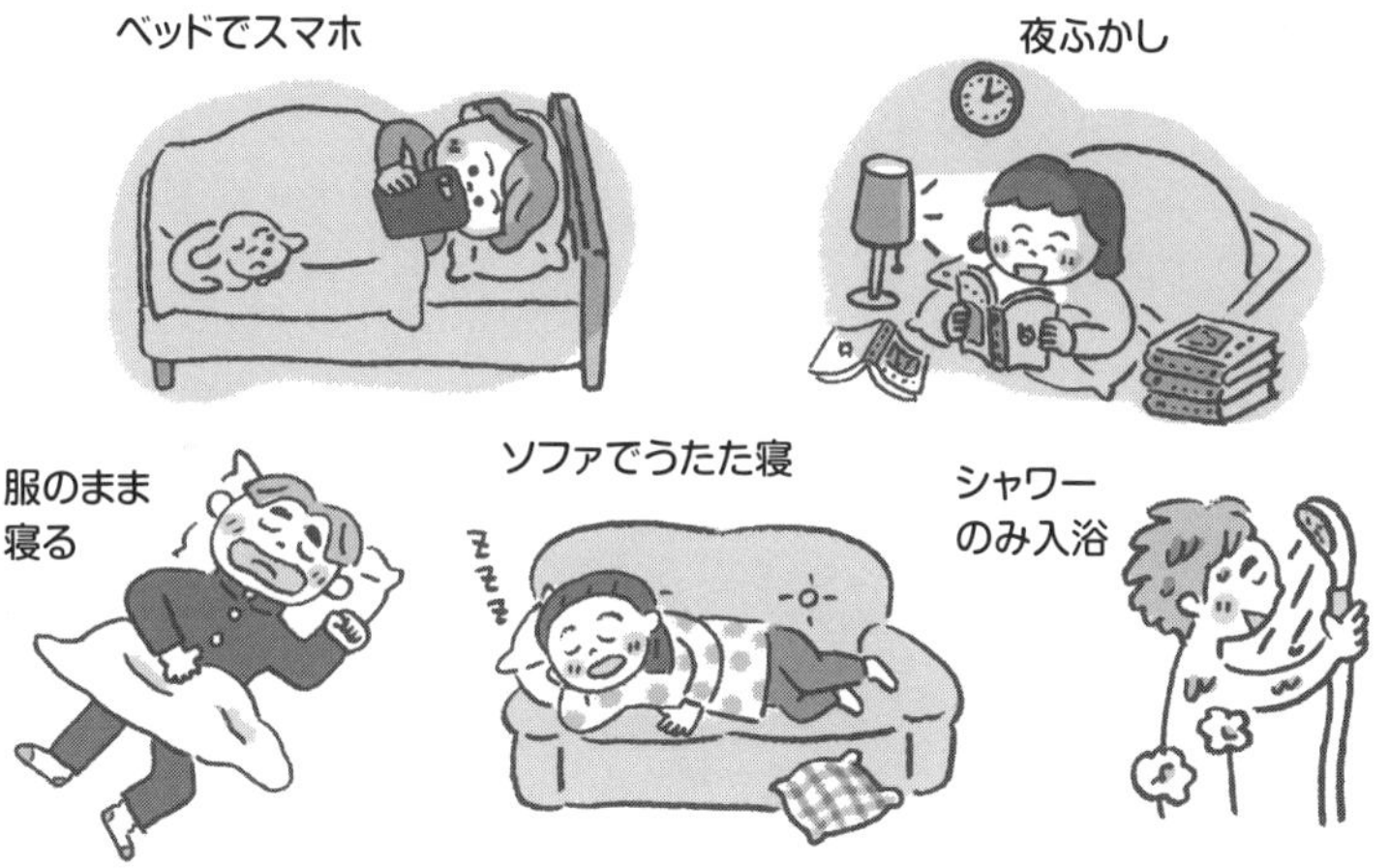
ベッドでスマホ
夜ふかし
服のまま寝る
ソファでうたた寝
シャワーのみ入浴

毎日適正睡眠時間を守っていられるのが理想ですが、生活していれば、当然、忙しい日や眠れない日が出てくるでしょう。

そんなときは、「あーッ！　昨日は少ししか眠れなかったなあ……」などとクヨクヨ考えるのはやめておきましょう。クヨクヨ考えても、それこそストレスがたまるばかり。そのうち、「今晩こそ早く寝なくては」とか、「今晩も眠れないんじゃないか」などと、逆にプレッシャーがかかってきて、だんだん寝つきが悪くなる悪循環にはまっていく場合もあります。

そうしたときは、**今日眠れなくても、1週間単位で取り返していけばいい**と考えてみましょう。

一週間単位で、「適正睡眠時間×7」の総計で、1週間の睡眠時間をコントロールすることを目標とするのです。1週間単位で考えることで、選択の幅が広がるので、気持ちに余裕ができてきます。

「あとで取り返せるから、今夜、ちょっと眠れなくても問題ない」と思って、リラックスできれば、寝られやすくなってくるでしょう。

メソッド16

朝起きたら、いちばんに何をしたらいいか？

答えは決まっています。

カーテンを開けて、朝の光を浴びてください。

私たちの体の中には、体内時計があって、体温の変動やホルモンの分泌量などをコントロールしています。睡眠のリズムも、この体内時計が司っています。

体内時計は25時間周期で時を刻んでいるため、それを24時間に合わせるには時計をリセットする必要があります。

メラトニン分泌量の日内変動

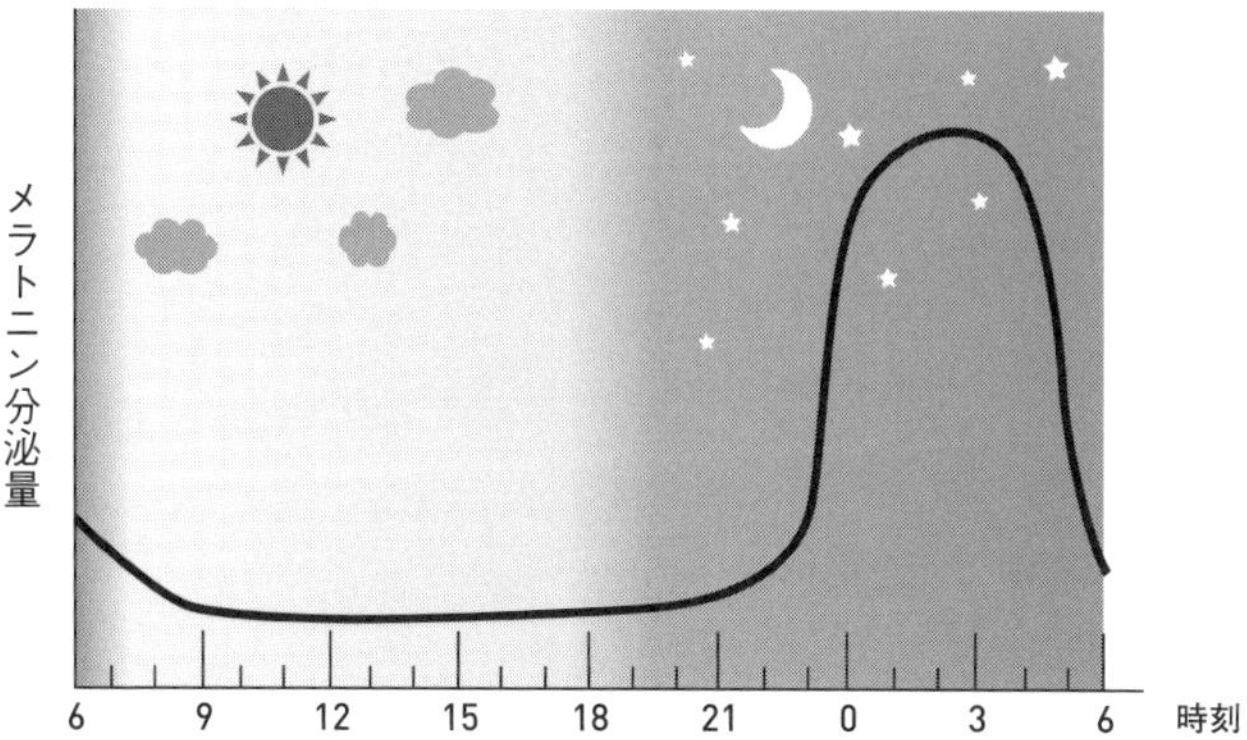

朝、体内時計がリセットされてから14〜16時間後にメラトニンの分泌が増大し、自然な眠りが訪れる

リセットすることで、ホルモン分泌なども正しく機能するようになり、睡眠のリズムも正しく制御されます。

この**体内時計のリセットに必要なのが、朝日を浴びること**です。

朝の光を浴びて体内時計がリセットされると、脳の松《しょう》果《か》体《たい》という部分から出されている**メラトニン**というホルモンの分泌が止まります。

メラトニンは、自然な眠りをもたらす**「睡眠ホルモン」**。

朝の光を浴びていったん分泌の止まった**メラトニンは、14〜16時間後に再度分泌が始まります。メラトニンの働きで深部体温が低下し、自然な眠りが訪れま**

す。

質のよい睡眠をとるためには、朝、光を浴びて、体内時計をリセットしておくことが大事です。

これによって、**「14～16時間後に眠くなる」というタイマーがセットされた**ことになり、夜のメラトニンのスムーズな分泌へとつながっていきます。

夜にブルーライトや強い光を浴びてしまうのがいけないのも、それが夜間のメラトニンの分泌を止め、睡眠のリズムを乱してしまうためです。

それに、**そもそもメラトニンは、成長ホルモンの分泌も促すホルモン。身長を伸ばしたいお子さんこそ、朝、しっかり日の光を浴びておく必要がある**のです。

Q&A 「寝る前にコップ1杯の水を飲むと、睡眠の質は変わるのでしょうか？」

飲んだほうがよいです。

たとえば8時間眠るとすると、いったん眠ってしまったあとは、睡眠中ずっと、まったく水分がとれなくなります。

すると、体は脱水状態になっていることが考えられます。

起きている間に、8時間ずっと水分補給をせずに過ごしたときのことを考えれば、それがよくわかります。けっこうつらいはずです。

そういう意味から、**睡眠中の脱水を防ぐために、コップ1杯の水は有効で、結果として、睡眠の質の向上にもつながる**と考えられます。

1杯の水が果たして成長ホルモンをグングン分泌させるかどうか、それを証明するのは難しいと思いますが、ともあれ睡眠の質の向上にはつながりますので、飲んでくださっていいでしょう。

ただ、**水を大量にガバガバと飲み過ぎると、今度は、尿意で夜中に目を覚ま**

すおそれが出てきます。これは、睡眠を分断させる（つまり、睡眠の質が下がる）ことになってしまいますから、よくありません。

そのバランスが大事になってきます。

Q&A

「毎日同じ時刻に寝るようにすると、身長は伸びますか？」

身長の伸びにつながります！

これは、ほぼ間違いなくいえることだと思います。

就寝時刻も含めて、規則正しい生活習慣を形作っていくことが身長を伸ばすうえでとても大切です。

寝る時刻が一定になれば、睡眠時間の確保もしやすくなり、かつ、睡眠の質も高まるからです。

睡眠の質が高まれば、成長ホルモンの分泌量が増して、身長の伸びにいい影響が出てくるはずです。

4章

身長を伸ばす運動とは

（メソッド17〜メソッド21）

メソッド17

身長を伸ばす方法でコスパ最強なのは運動

身長を伸ばすために、なぜ、運動が必要なのでしょうか。
それを、3つの理由から説明しましょう。

〈身長を伸ばすため運動が必要な3つの理由〉

①成長ホルモンの分泌が促される
②栄養吸収がアップする
③睡眠の質の向上

まず第一が、運動によって**成長ホルモンの分泌が促される**ためです。
次のメソッドで詳説しますが、ある一定時間の運動を行うと、急速、かつ、多量に成長ホルモンの分泌が促されることが研究によって判明しています。誰にも可能な運動によって成長ホルモンの分泌を大きく促せるわけで、**身長を伸**

ばす方法としてコスパ最強のものが運動といってもいいでしょう。

みなさんも、しっかり運動して、成長ホルモンの分泌を促しましょう。

第二に、**運動することで、栄養の吸収がよくなります。**

タンパク質、及び、タンパク質の構成成分であるアミノ酸を摂取すると、身長を伸ばすうえで統計学的にプラスに働くというデータがあります。

この**タンパク質の吸収率が、運動によって上がる**といわれています。

つまり、運動すると、「身長にとって大事なタンパク質を効率よく吸収できる」ことになります。

第三が、**睡眠の質の向上**です。

すでに睡眠の章でも触れていますが、運動することによって、体が心地よく疲労すると、自然に眠くなります。寝つきがよくなって、睡眠の質もアップしますから、この点でも運動がすすめられることになります。

子どもたちの中には、なかなか夜に寝つけないというお子さんがいらっしゃるのも事実です。そういうお子さんには、ぜひ運動をすすめたいです。

メソッド18

60分の運動がコスパよく成長ホルモンを促す

運動すると、成長ホルモンの分泌が促されます。では、成長ホルモンの分泌を促すために、どれくらい運動すればいいのでしょうか。

それを考える参考になる論文を取り上げてみましょう。

アメリカのノースカロライナ大学のローリー・ワイドマン先生らによる研究です。

研究に参加したのは、健康な15人の男女（男性8名、女性7名）。

3つの運動セッション（30分、60分、120分）を行い、運動開始10分前から、10分ごとに血液サンプルを採り、成長ホルモンの分泌の度合いを調べました。

次ページのグラフを見てみましょう。縦軸が成長ホルモンの分泌量、横軸が運動した時間になります。

まず、女性のグラフを見てみましょう。

◆が30分運動した人

運動時間と成長ホルモン分泌量（女性）

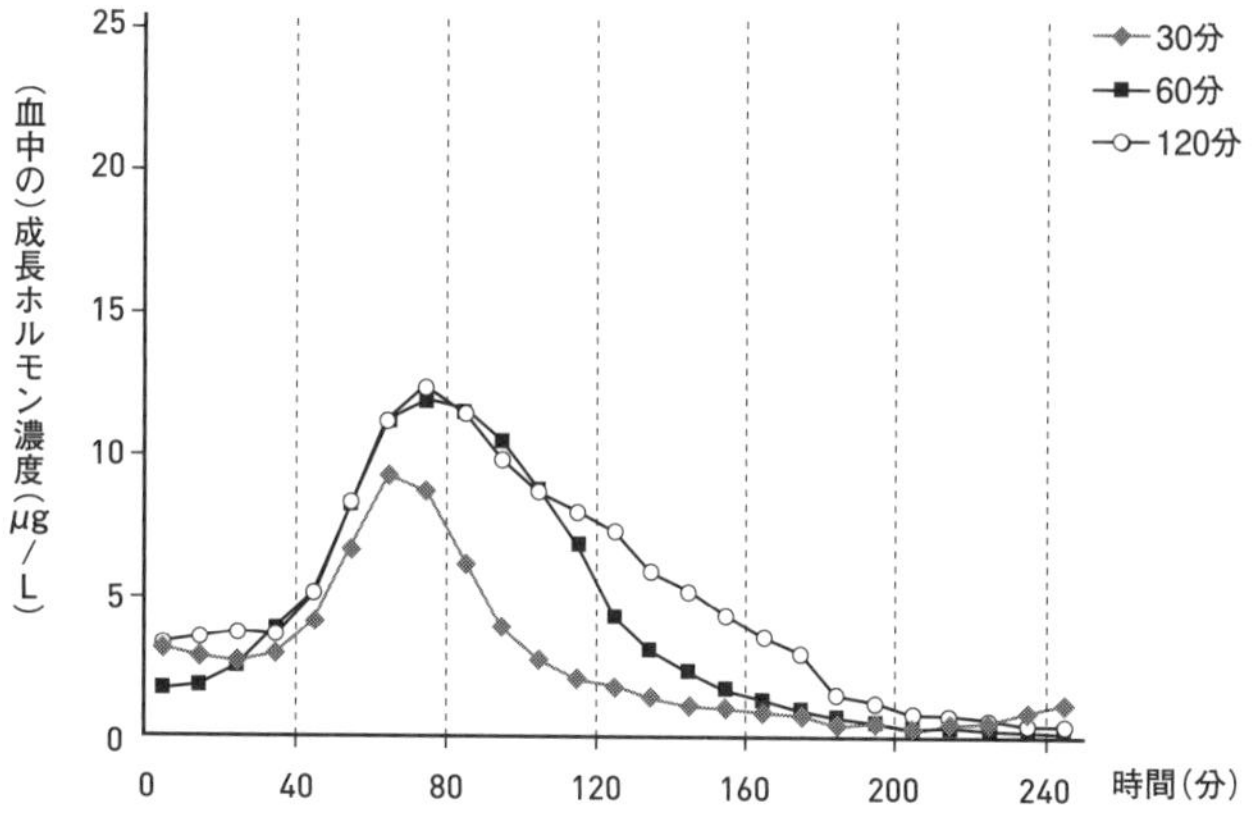

※「The impact of sex and exercise duration on growth hormone secretion」より

■が60分運動した人
○が120分運動した人

どの運動が分泌量の大きな山を築いているかを見てみると、120分の人がいちばん大きな山を作っています。

この点からいくと、**30分より60分、60分より120分運動したほうが成長ホルモンの分泌量は多くなる**ということがグラフからわかります。

まとめると、運動時間による成長ホルモン分泌は以下のように表すことができます。

30分＜60分＜120分

ただし女性の場合、60分と120分を比べてみると、運動量の差に比べて、分

運動時間と成長ホルモン分泌量（男性）

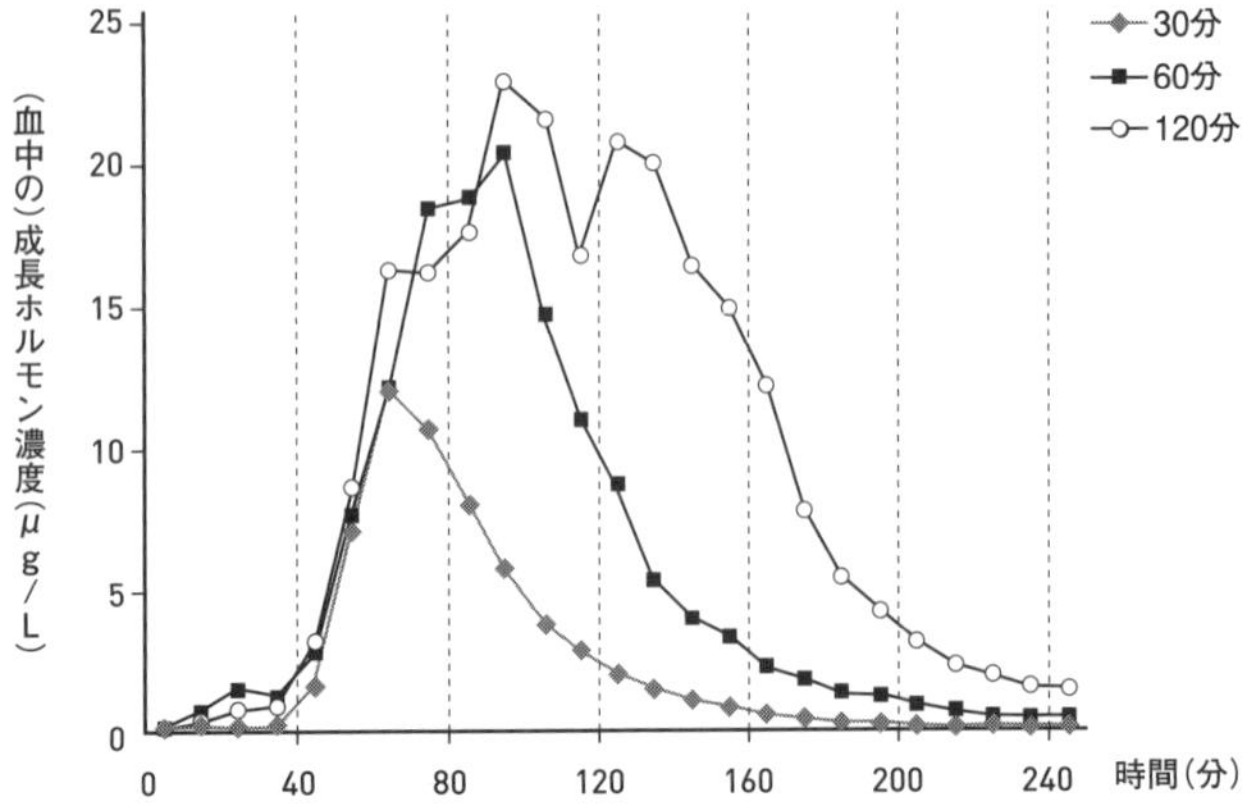

※「The impact of sex and exercise duration on growth hormone secretion」より

泌量に大きな差はありません。

また、成長ホルモンの分泌自体は、運動直後からではなく、運動開始後に少したってから分泌量が急増していく傾向があることがわかります。

そこで、ポイントとしては、

●分泌を促すなら、ある程度まとまったボリュームの運動をする必要がある

●運動量と分泌量のコストパフォーマンスから考えると、60分の運動時間が適正と考えられる

続いて、男性も見てみましょう。上のグラフになります。

◆が30分運動した人

■が60分運動した人

○が120分運動した人

男性の場合、60分と120分とを比べると、成長ホルモンの分泌量の差が大きいことがわかります。

これは、被検者が大人の男女になりますから、身長を伸ばしたいお子さんにどこまであてはまるかはわかりません。

とはいえ、**運動時間が長いほうが、やはり成長ホルモンの分泌がより多く促されることははっきりしています。**

男女で分泌の仕方に違いがあるにせよ、120分運動するというのは、やはり、そんなに簡単ではありません。

また、運動のし過ぎも成長によくない影響を与える（このあとの項で触れます）可能性があります。

こうした点を考え合わせると、**60分あたりを目安に運動することが適正であり、どなたにとっても行いやすく、目指しやすい目標**となるでしょう。

メソッド19

どんな運動がおすすめか

前項によって、運動は、ある程度継続して行ったほうが、成長ホルモンの分泌が多いことがわかりました。

では、どんな運動がよいのでしょうか。

前項と同じ研究グループが、運動のタイプによって成長ホルモンの分泌がどうなるか検討しています。

被検者は20代の男性10名。

参加者たちに、30分きつめの速さでサイクリングしてもらった場合と、同じく30分、フリーウエイトのスクワットを断続的に行ってもらった場合とで、成長ホルモンの分泌の程度を調べました。

つまり、**きつめの有酸素運動ときつめの筋トレでは、どちらが成長ホルモンがより分泌されるか**を調査したのです。

結果からいえば、**フリーウエイトのスクワットのほうが成長ホルモンがより**

多く分泌されていたと報告されています。

運動は大きく分けると、サイクリングやジョギング、ランニングなどに代表されるような有酸素運動と、スクワットや短距離走といった無酸素運動の２つに分類されます。

この論文から、運動を行えば、それが有酸素運動であっても無酸素運動であっても、成長ホルモンの分泌が促されることがわかります。

では、筋トレのほうが成長ホルモンの分泌をより多く促すから、筋トレをやったほうがよいと結論づけてよいでしょうか。

それには少し疑問符がつきます。

この実験のように、フリーウエイトで、つまり、ダンベルやバーベルを使って、断続的にスクワットを行うという運動は、多くのお子さんにとって、きつ過ぎますし、ハードルが高過ぎるでしょう。

ダンベルはまだしも、バーベルは一般の家にはありませんし、実際、あまり現実的ではありません。

では、どうしたらよいか。

運動時間が長いほうが成長ホルモンの分泌が多いことはわかっていますから、まず、ある程度継続してできる運動がいいと考えられます。

その点では、

- **サッカー**
- **バスケットボール**
- **卓球**
- **野球**
- **水泳**

といったところが、候補のスポーツとなるでしょう。

これらのスポーツは、そもそも長時間のゲームタイムが必要とされていますから、成長ホルモン分泌の目安となっている60分という運動時間の目標も達成しやすいはずです。

水泳も、水泳教室などへ通えば1時間くらい泳ぐのは、わりと多いパターンでしょう。問題なく目標時間をクリアできそうです。

ジョギングやランニングでもいいですが、1時間も走り続けることは、少し

こんな運動がおすすめ

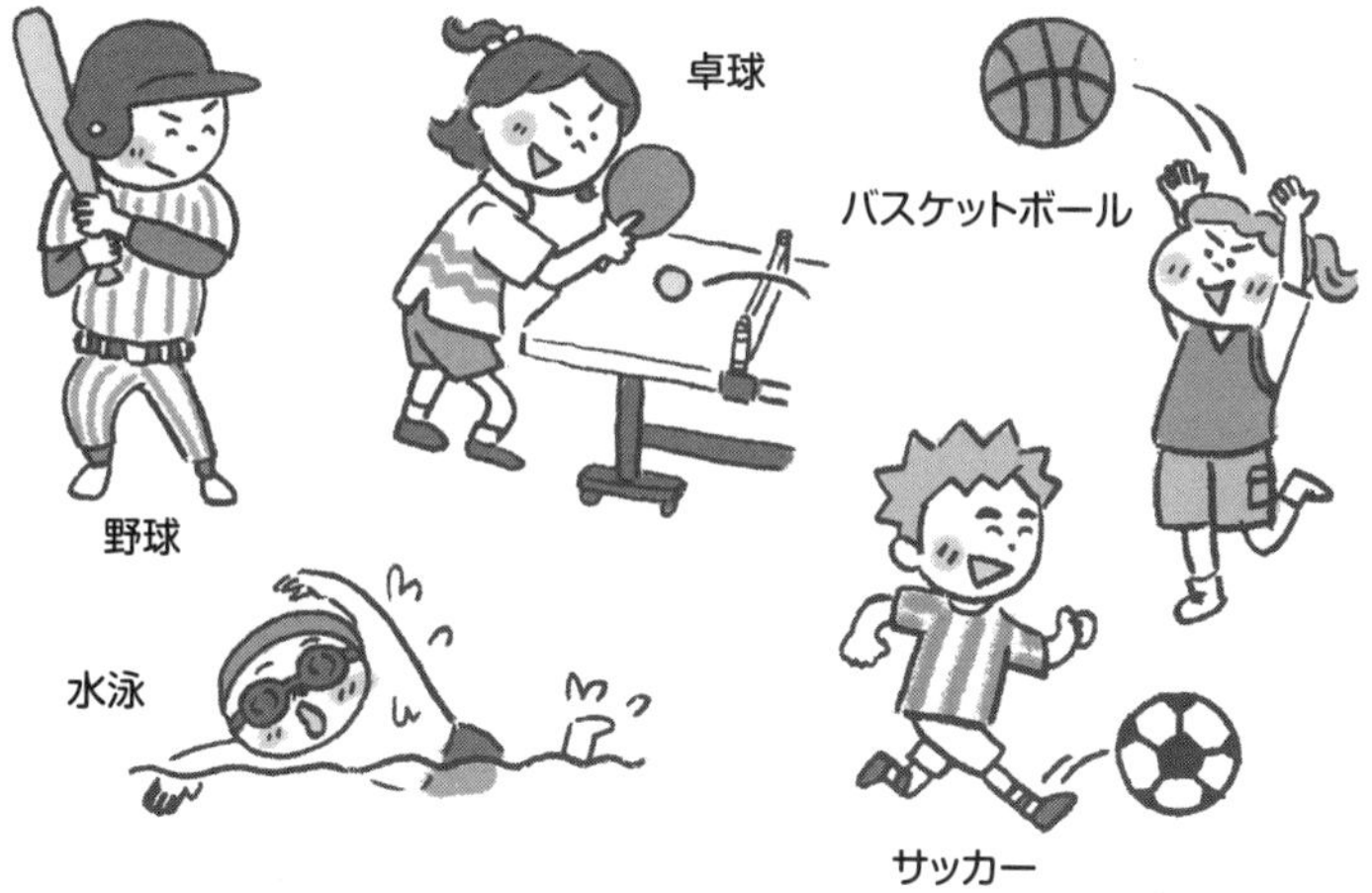

ハードルが高いかもしれません。もちろん、陸上部に入っていたりして、60分程度なら苦もなく走れるかたにはすすめられます。

さらに私の個人的な見解を申し上げれば、**まずは好きなスポーツをやりましょう！**

それが第一だと思います。

というのも、**身長を伸ばしていくというチャレンジは長期戦**なのです。1か月、2か月で終わるチャレンジではありません。1年、2年、3年……と続けていくことが大事。

つまり、長期的に続けられることが最も肝腎なのです。好きなスポーツじゃないと続けられないでしょう。

成長ホルモンの分泌量だけを考えれば、筋トレは単純な有酸素運動よりもおそらくは成長ホルモンの分泌量が多くなるかもしれませんが、やはり、総合的に考えると、**有酸素運動による全身運動のほうが適切**なのではないかと考えられます。

メソッド 20

高強度な筋トレはNG！ながら筋トレが身長を伸ばす

筋トレ（無酸素運動）と有酸素運動を比べると、筋トレのほうが成長ホルモンがより多く分泌されるデータを紹介しました。

そうしたデータがあっても、私が筋トレを強力にプッシュしない理由を、別の観点から説明しましょう。

とくに高強度の筋トレがすすめられないことには理由があります。

高強度の筋トレを行う目的というのは、筋肉を肥大させることです。

そのためには、高強度の筋トレをすることによって、筋肉を破壊する必要があります。

高強度の負荷をかけた筋トレで筋肉が壊れると、その後、壊れた筋肉の修復が行われます。この修復過程で、筋肉が肥大するのです。これを繰り返すことで、ボディビルダーのような肉体が作られていくことになります。

私たちが口から摂取した栄養は、さまざまな場所に送り届けられます。たとえば、脳や筋肉、骨、神経、皮膚などなど。

身長を伸ばすという意味では、栄養はより多く骨へ行ってほしいわけです。

ところが、**高強度の筋トレを行って、筋肉の破壊が起こっていると、栄養はその筋肉の修復に使われてしまう**おそれがあります。

骨の成長に使われるはずだった栄養が筋肉のほうに奪われてしまえば、身長にはプラスにならないだろうということです。

ただ、筋肉が壊されないような、強度の低い筋トレなら、行っても問題ありません。

ダンベルやバーベル、マシンなどを使わない自重のスクワットなどは、高強度になりにくいので、問題なくすすめられます。

片足立ちのやり方

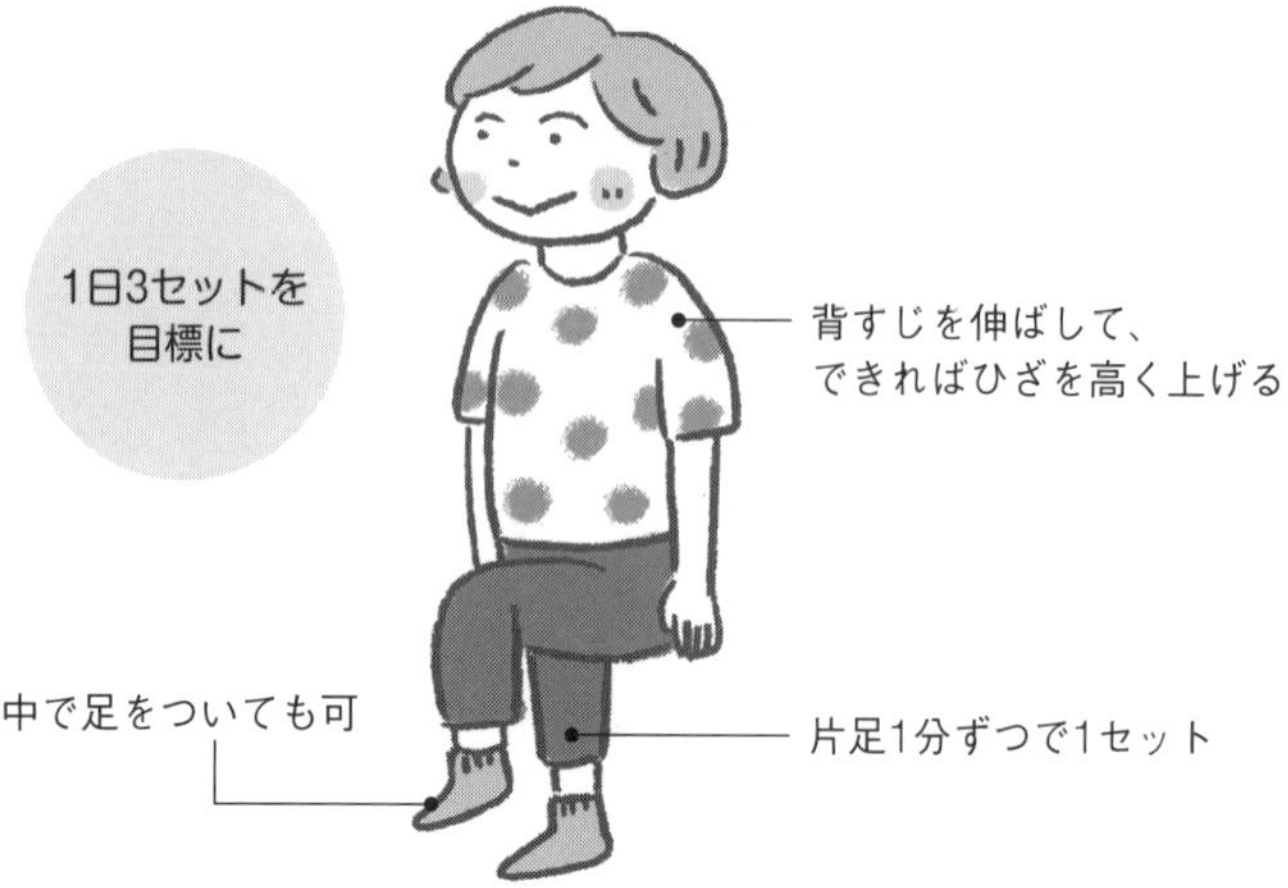
1日3セットを
目標に
背すじを伸ばして、
できればひざを高く上げる
途中で足をついても可
片足1分ずつで1セット

ところで、お子さんの中には、運動があまり好きではないという子どもさんもいるでしょう。

運動関連の部活にはほとんど興味のない文系の部活や帰宅部の子たちにも、身長を伸ばすためには、ぜひ運動をしてほしいと思います。

まったく運動しないよりは、30分でも運動したほうがよいことは明らかです。

ですから、身長を伸ばすためには、30分でも運動を続けてみることを提案したいと思います。

文系の部活や帰宅部の子にもおすすめなのが、「ながら筋トレ」です。

たとえば、歯を磨きながら、あるいは、

テレビを見ながら、筋トレをやってみましょう。

ながら筋トレの中でも、とくに**おすすめは、自重のスクワット、あるいは片足立ち**もいいでしょう。

片足立ちは、片足だけで、30秒とか1分間立つだけの、非常にシンプルな運動です。

シンプルな運動にも関わらず、**片足立ちの1分は、ウォーキング53分に相当する**という研究論文もあるくらいですから、バカにはできません。

片足立ちを左右の足でそれぞれ1分ずつ立つのを1セットとして、1日3セットを目標にやってみましょう。

運動があまり好きでない帰宅部のお子さんにも、片足立ちなら簡単にできます。

テレビを見ながらでも、歯を磨きながらでもできるので、続けるのにちょうどいいのではないでしょうか。

メソッド 21

身長を伸ばすストレッチのやり方

ストレッチがお好きなかたが多いので、お子さんや親御さんからも、「身長を伸ばすのに役立つストレッチはありませんか」と求められることがよくあります。

そこで、当院の理学療法士である神林竹央《かんばやしたけお》先生から、「身長が伸びるストレッチ」を3パターン紹介してもらいましょう。

いずれも、**全身の筋肉を正しい位置へと整えていく目的**で行います。これによって身長を伸びやすくするストレッチです。

ストレッチによって硬くなった筋肉をほぐし、その血流をよくすることも、身長を伸ばすうえで役立ちます。全身の血流がよくなれば、体の隅々まで栄養を送り届けられるようになります。

次の3つのストレッチを1日2セット行うことをおすすめしています。

太ももストレッチ

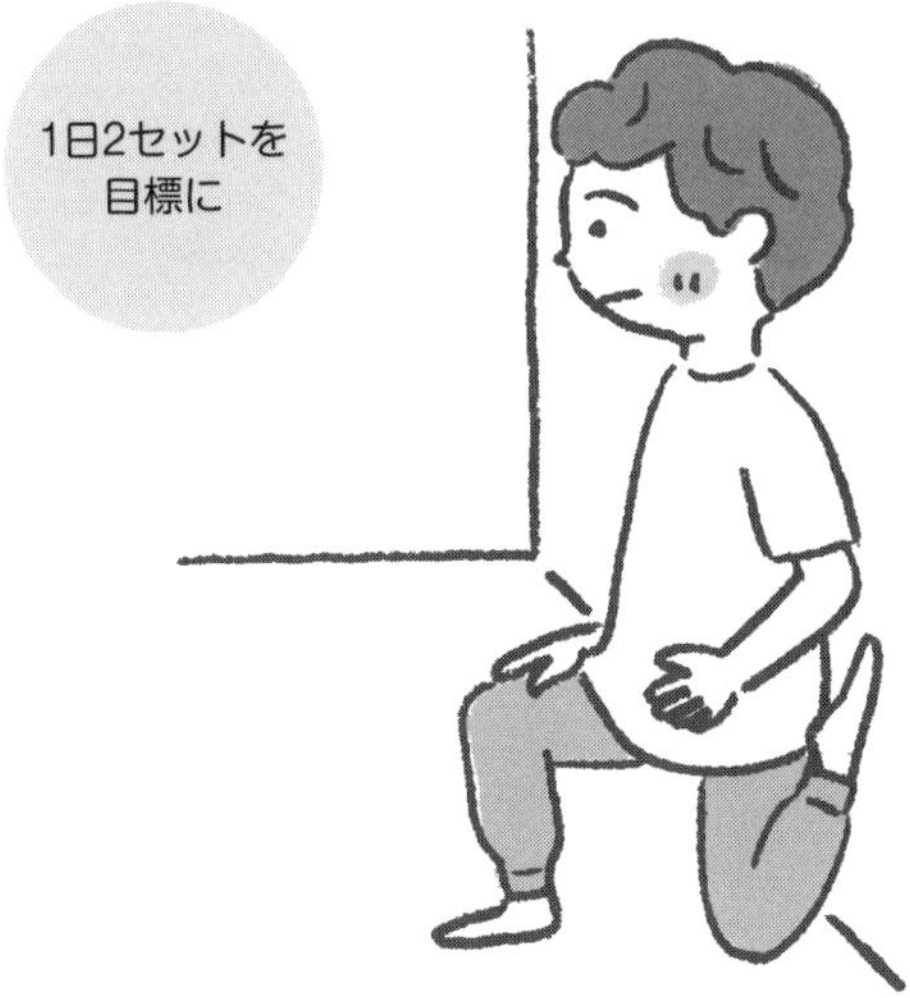

①壁際に、立てひざをつく。

②壁に足をつけたら、壁につけた足のかかとに尻をつける。

③そのまま 20 秒キープ。

④逆の足も同様に行う。これを 2 セット行う。

＊バランスが悪いかたは、そばにイスなどを置いて補助する
＊背中を伸ばして行うと、さらによい
＊足が痛くて背すじが伸ばせない人は、前屈みになって行うと楽にできる
＊呼吸は自然に行う

足裏ストレッチ

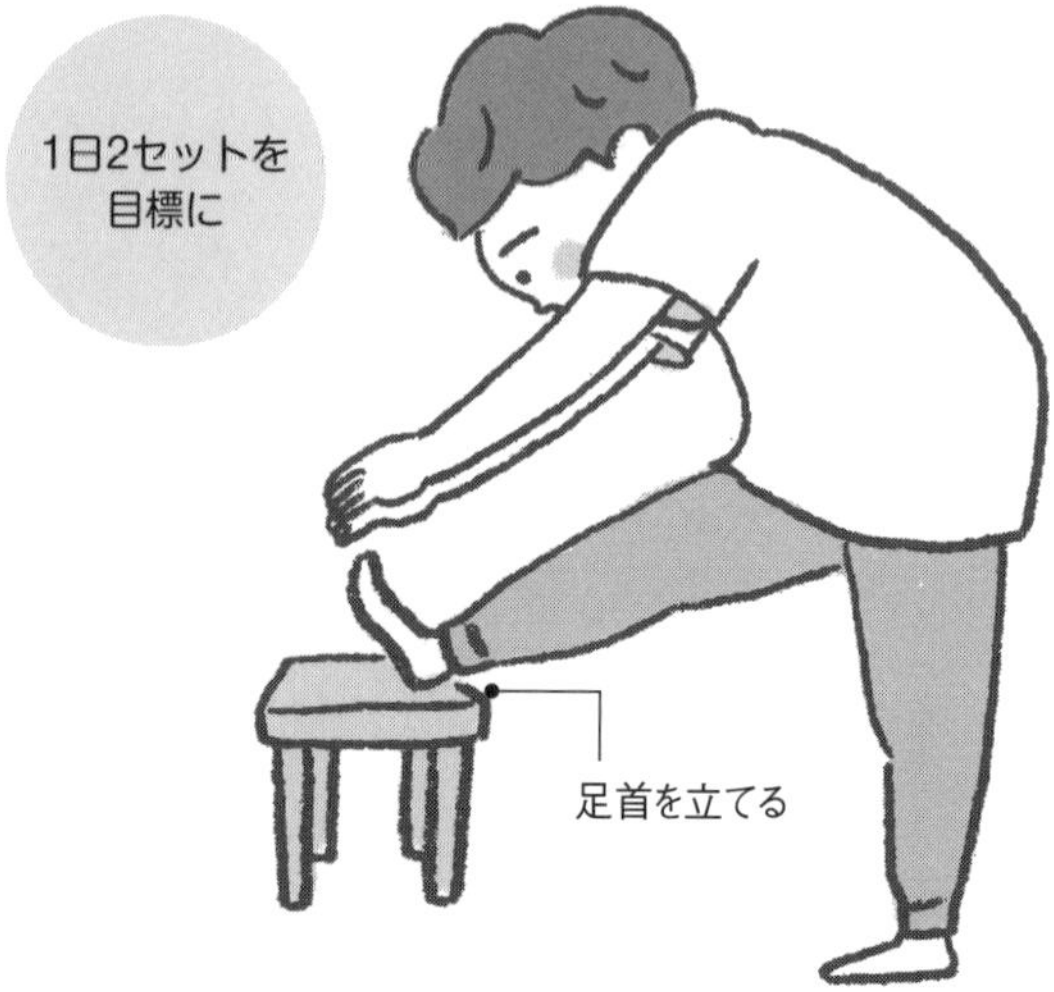

①前にイスを用意し、片足をイスに乗せる。
②イスに乗せた足のひざを伸ばしていく。
このとき足首も立てておく。
③ひざが伸びた状態で、20 秒キープ。
④逆の足も同様に行う。これを 2 セット行う。

＊可能なら、つま先を両手でさわって、体を前に倒す
＊軸足はまっすぐ前を向くようにしておく
＊呼吸は自然に行う

背中と腰のストレッチ

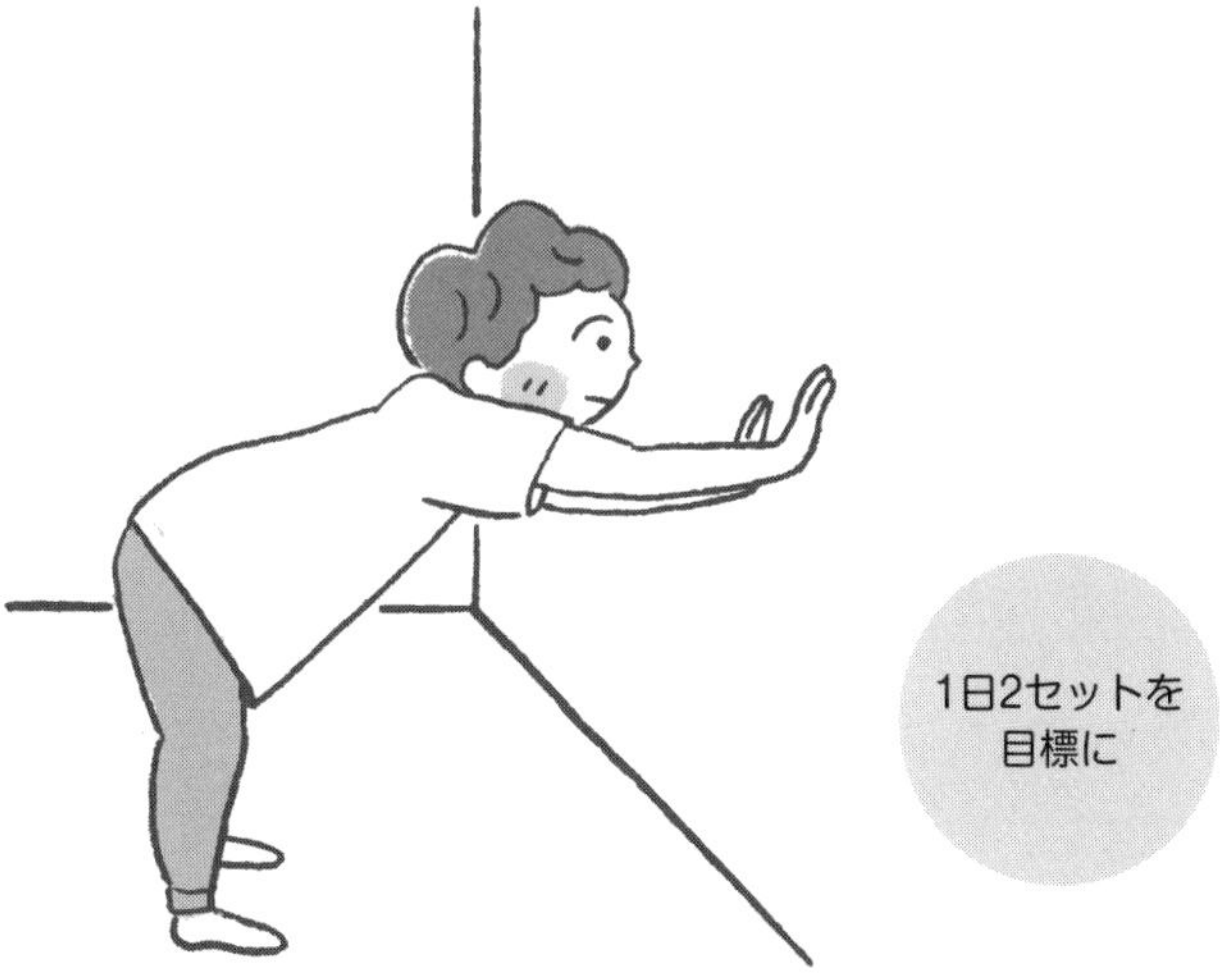

①壁際に、肩幅より少し狭い幅で足を開いて立ち、上体を前に倒して壁に両手をつく。
②背中を反るように、尻を後ろに突き出し、可能な範囲で顔を前に向ける。
③この姿勢で 20 秒キープ。これを 2 セット行う。

＊目線は前を向いたまま
＊背中が反っていることを意識しながら行うとよい
＊呼吸は自然に行う

Q&A

「部活をやめると、身長が伸びるって本当ですか？」

運動のやり過ぎが身長に悪影響を及ぼす可能性は確かにあります。身長を伸ばすうえで、運動は成長ホルモンの分泌を促すのでとても重要です。しかし、運動をやり過ぎてしまうと、やはり健康と身長のためにもよくありません。

スポーツを本格的にやっていて、かなり運動量の多いお子さんが、私の外来の患者さんの中にもけっこういらっしゃいます。プロスポーツ選手を目指していたり、オリンピック選手を目指していたりというお子さんです。

そういったお子さんは、毎日、かなりの運動量をこなしてます。多過ぎる運動量をこなしているといってもいいかもしれません。

運動量が多過ぎる結果として、栄養が欠乏している印象のお子さんも見られます。

成長期に栄養が足りなければ、それが身長の伸びにマイナスの影響を与えるおそれがあります。

同様に、かなりの運動量を必要とする部活を続けていたお子さんが、部活をやめると、身長が伸びることもあるかもしれません。

運動で消費されていた栄養がへらなくなりますから、**結果として、栄養欠乏が補われて、身長にいい影響が出る可能性もある**ということです。

なお、現在も運動量の多いスポーツを続けているお子さんの場合、運動したら、その分の栄養補給をしっかり心がけることをおすすめします。

ちなみに、**お子さんがエネルギー不足に陥っていないかどうかを確かめる最も簡単な方法は、体重を測ること**です。

採血データがあれば、もっと正確に判断できますが、通院しなければなりませんから、簡単とはいえません。体重ならすぐ測れます。**測ってみて、平均体重と比べて、極端にやせている場合、お子さんがエネルギー不足に陥っている可能性**があります。

もしも栄養が足りていないおそれがある場合には、しっかり栄養を補給し、平均体重に戻せるような食事を心がけてください。

Q&A 「正座をすると、身長が伸びなくなるという噂は本当ですか？」

正座をして身長が伸びなくなるというのはウソと考えていいと思います。

なぜなら、正座をしている人は世の中にたくさんいると思いますが、みなさん身長がちゃんと伸びていいます。

ただし、**「どんな座り方がいいか？」という質問をされるなら、私は正座はおすすめしません。**

正座する文化というのは、どちらかといえば、日本を含めたアジア圏のものです。

一方、欧米は、イス生活です。イス文化です。

どちらの身長が高いかといったら、明らかに欧米ということになります。

むろん、イスだけで比較対照するのは無理があると考えるかたもいらっしゃるかもしれませんが、日本のこの70年間をふりかえってみてください。

この70年ほどで、10㎝くらい日本人の身長は伸びました。

むろん、栄養が十分とれるようになったという要因がいちばん大きいわけですが、その日本人の身長の伸びに、日本人の生活スタイルの変化も関係しているのかもしれません。

この70年の間に、正座文化がへり、イス文化へと生活スタイルが大きく変わったこと。それが身長の伸びをあと押ししたのではないか。

そう考えると、正座よりもイスをすすめたいということになります。

Q&A

「整体やカイロプラクティックは、身長を伸ばすのに有効ですか？」

もともと姿勢がずっと悪かったかたは、整体やカイロの施術を受けることで、姿勢がよくなり、身長が高くなることはありうるでしょう。

しかし、それは、**姿勢矯正によって、あくまでも身長計測時の身長が高くなるだけであって、身長が伸びることとは同じではない**と思います。

Q&A

「身長を伸ばすうえで、メンタルは重要ですか？」

メンタルは身長の伸びにも大きな影響を与える可能性があります。

たとえば、**「愛情遮断症候群」**という病気があります。

これは、**子どもさんが親からの愛情が得られず、精神的ストレスがかかった環境下で育てられた場合、成長ホルモンの分泌が低下し、低身長になってしまう病気**です。

ストレスフルな環境では、睡眠も阻害されやすく、食欲も低下しますから、身長がよけいに伸びにくくなってしまうのです。

この病気だけに限りませんが、ストレスがかかった状態で、毎日、ネガティブなことばかり考えて暮らしていれば、身長も伸びにくくなるおそれがあります。

思春期の子どもたちは、些細《ささい》なことが気になりますし、いろいろな悩みを抱えています。

そういう年代だからこそ、何事もできるだけポジティブに、前向きに考えるよう、自ら努めていくことが大事です。

イライラしたときや気持ちが落ち込んだとき、ずっと暗い顔のままでうつうつしているか、「まあ、なんとかなるさ」と気を取り直して上を向けるか。それを選ぶのは、ほかでもない本人自身なのです。

そのポジティブ思考が、身長にもいい影響を及ぼします。

番外編 私のクリニックではこんなふうに身長を伸ばしている

◆クリニックでの治療内容は？

私のクリニックでは、医療的なアプローチによって身長を伸ばす治療を行っています。

本書でも触れてきた通り、身長を伸ばせる時期は限られています。骨の骨端《こったん》線《せん》がすべて閉じてしまったら、もう身長はほとんど伸びません。

思春期の後半以降になると、成果が上がりにくくなります。このため、

〈当院での治療対象年齢〉
男子：5歳〜14歳0か月
女子：5歳〜13歳0か月

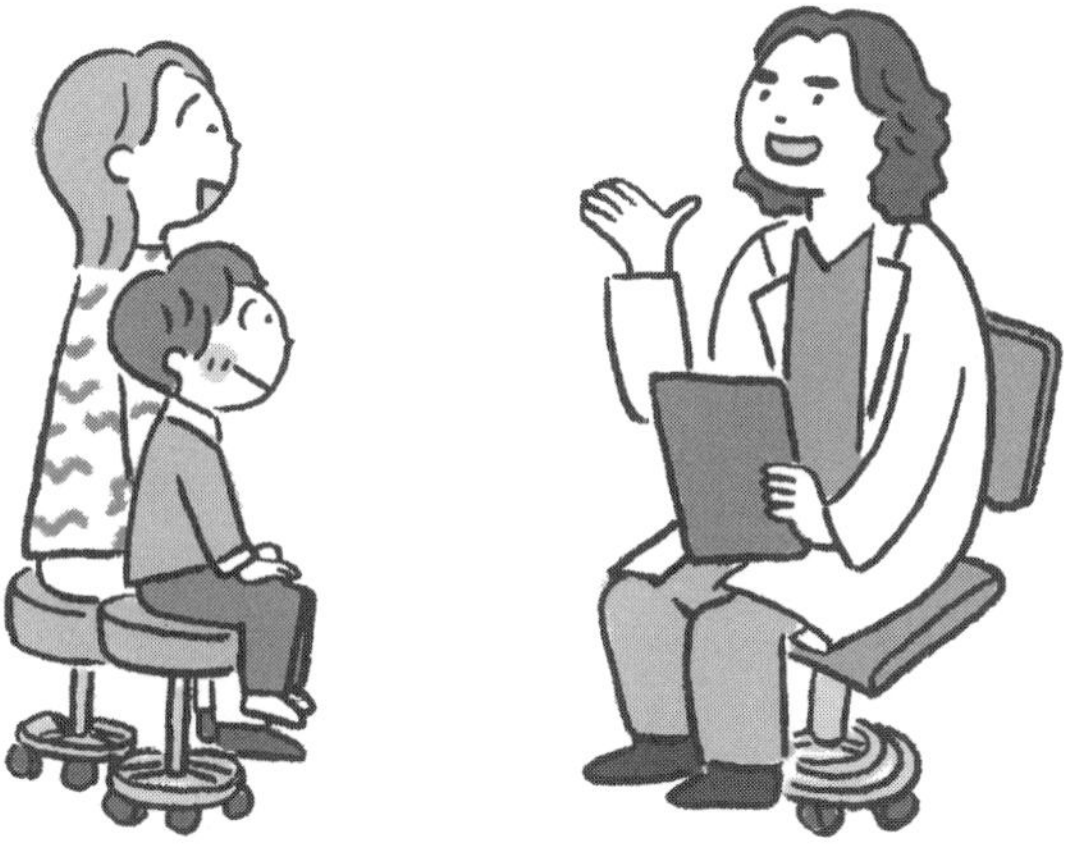

治療対象年齢はある程度限られてしまうことになります。

5歳以前のお子さんの場合も事前にご相談いただければ、対応が可能です。

続いて、おおよその診療の流れに触れておきましょう。

初診時には、手のレントゲン撮影などを行い、問診をします。

お子さんやご両親の身長などのデータもおうかがいして、この時点での身長予測などをさせていただきます。

初診時には採血も行いますが、採血の結果は1週間後になりますので、その採血結果を踏まえて、再診（もしくは、オンラインでの問診）を行います。

いずれにしても、最初の診察は私が直接担当して、当院での治療方針やどのように身長を伸ばしていくかなどをしっかり時間をかけて説明させていただくことになります。

その後、希望に応じて、医療的なアプローチによる身長治療を開始します。身長治療の方法としては、3つの柱があります。

〈身長治療の3つの柱〉

- **栄養指導・栄養補充療法**
- **成長ホルモン療法**
- **思春期コントロール治療**

成長のためには、栄養をしっかり補充する必要があります。その基本となるのが、ふだんの食事からバランスよく必要な栄養を摂取するための栄養指導です。

また、採血の結果に応じて、**足りない栄養素を補充していく栄養補充療法**を行うこともあります。

成長ホルモンは、骨の成長を促す主力となるホルモンです。それを補充することで、より高い身長の伸びを目指します。

3つ目は、思春期が早めにきてしまう早熟タイプのために、**思春期を遅らせる治療を薬物によって行います。**

ここまで読み進んだみなさんにはご理解いただけると思いますが、当クリニックでの治療も、本書が提案してきたことの延長線上にあります。

それをさらに薬物療法やサプリメントなどで強化したものということになるでしょう。つまり、方向性は同じということです。

食事・睡眠・運動といった生活習慣を大事にして、早熟化しないような生活スタイルを徹底していきましょう。

身長を伸ばすには、1日1日の積み重ねが大事です。

おわりに

私は、お子さんの身長を伸ばす外来で、身長治療に取り組むかたわら、YouTubeチャンネル『身長先生田《た》邊《なべ》雄《ゆう》』を運営し、多くのお子さんや親御さんのご相談に答え続けてきました。

動画配信を始めると、相談や問い合わせが次々に寄せられるようになり、身長のことで悩んでいるかたがどれほどたくさんいるかということを実感させられるようになりました。

ただ、その一方で、**私の身長外来にやってくるご家族や、YouTubeに質問を投げかけてくれる男子女子以外にも、身長のことで頭を悩ませている人たちはもっとたくさんいるだろう**という思いがありました。

身長のことで悩める人たちの裾野はもっとずっと広いのではないかと。

本書の出発点も、そこにあったといってよいでしょう。

本書は、身長に悩むより多くのかたたちに向けて、できるだけ役に立つ情報を届けたい、そうした思いを込めて作成されたものです。

身長のことが気になっているものの、**「身長を伸ばすといっても、どこから手をつけたらいいかわからない」**とか、**「牛乳を毎日飲んでいるけど、これでいいんだろうか」**などと最初の一歩の踏み出し方がわからず、困っているお子さんは、きっとたくさんいるでしょう。

お子さんの背がやや低めなのが、「この子の背が伸びないのは、自分の身長が低いせいなのではないか」ともやもやしているご両親や、思い余って病院を訪ねたものの、**「病院でできることは何もありませんよ」**と突き放されて、途方に暮れているご両親も少なくないに違いありません。

本書は、身長のことで悩み、迷い、困っているかたたちに寄り添い、身長を伸ばすチャレンジをできる限りあと押しすることを目指したものです。

すでに目を通されたかたはご存じの通り、本書では、身長についての私自身の新しい考え方をお話しするとともに、外来の問診や YouTube に寄せられた膨大な質問の中から、みなさんが興味をお持ちの疑問や質問にもスペースの許す限り答えるように努めました。そうした点では、みなさんとともに考え、いっしょに作り上げた本でもあります。

気になっていた疑問が氷解したり、わからなかったことが理解できるようになると、頭の整理ができますし、それが、次の一歩（もちろん、身長を伸ばすためのルーティンなど）のモチベーションにもなっていくでしょう。

そして、何より本書は、読んですぐできることを中心に組み立てられています。

なぜなら、**身長を伸ばすというのは、いってみれば、限られた時間での勝負。**

身長を伸ばせる時間は限られています。

思春期が始まり、思春期後半にさしかかると、骨端線《こったんせん》がしだいに閉じ始めて、身長を伸ばすのがだんだん難しくなっていきます。

そのゴール地点が見えているからこそ、決意を固めたら、身長を伸ばす生活をさっそく開始してほしいのです。

身長を伸ばしたいと願っているみなさんに。

身長を伸ばすには根気よく続けることが肝腎です。

私はよく大学受験にたとえるのですが、**予想される平均身長よりも身長を伸ばそうというのは、偏差値の高い難関校の受験のようなもの**です。

問題集1つこなしただけで受かるものではありませんし、夏期講習だけでいいですよ、ということにはなりません。やっぱり、**難関校に受かるには、今、やれることをみんな、やっていきましょう**という結論になります。

毎日毎日の宿題をこなして少しずつ学力をつけ、問題集も1冊ではなくてたくさんこなすことによって実力を伸ばしていくのといっしょです。できることを1つ1つ着実にこなしていきましょう。

1cmを大切に、と私はよくいっています。1cm伸ばすことをバカにせずに、1cmずつ身長を積み上げていきましょう。

ですから、食事だけ気にしていればいいかといったら、決してそんなことはなく、食事も運動も睡眠もがんばりましょうといいたいのです。

登るには高い山に思えるかもしれませんが、それでも、1歩ずつ前に踏み出すことが大事です。

本書で紹介してきた通り、**今日からでも始められることがいろいろあります。自分のできそうなところ、とりかかりやすそうなところからでかまいません。まずはスタートし、1日1日やれることを積み重ねていきましょう。**

それから、ご家族にも。

お子さんの背が伸びるのにはご家族の強力なバックアップが欠かせません。

身長を伸ばすための、バランスのとれた食事レシピや生活習慣のサポートをお願いいたします。お子さんを励まし、応援してください。

YouTubeやブログでも多くの情報を配信していますので、そちらも参考にしていただければ幸いです。

もう一度、みなさんに。

希望を持って進みましょう！

私はみなさんのあと押しをするだけ。

身長を伸ばすのは、みなさん自身にしかできないことだからです。

身長を伸ばすために、今一度、「自ら身長を伸ばすんだ」という決意を固めて、改めて自分のやれることを続けていきましょう。

本書があなたとご家族の支えとなり、いい成果を生み出すことを心より願っています。

〝身長先生〟こと田邊《たなべ》 雄《ゆう》

成長シートの見方

本書の巻末に「身長先生の成長シート」がついています。
シートを使って、最終身長を見てみましょう。

- 男の子用と女の子用があります。
- 縦方向が年齢です。

上から下へ、3歳から18歳まで、3か月刻みになっています（女の子用の15歳以降は6か月刻み）。

- 横方向がSD（標準偏差）値です。右に行くほど、高身長になります。

基本の見方

自分の身長をチェックしましょう。

❶ 左端の行を上からたどり、自分の年齢月齢の行を見つけてください。

❷ その行を横にたどり、現在の自分の身長を探しましょう。

❸ 見つかったら、そこに印をつけます。

❹ 自分の現在の身長のある列を、真下にたどっていった先の最も下段の数値が、平均的に身長が伸びた場合の最終身長の予側値です。

❺ もちろん、これはあくまでも予側値。すべてはここからスタートです。

＊月齢まできちんとチェックすることがおすすめ。より正確な予想ができます。

応用編

❶ 過去の身長データがあれば、上の基本の見方と同様に、それぞれの年齢月齢ごとに印をつけてみましょう。

❷ 身長が現在まで、どのように変化してきたか、どのような伸びの特徴があるか、確認することができます。

❸ 今後の身長の伸びも、記録していきましょう。

❹ 現在の数値から右にシフトしていけば、平均よりも伸び率が高く、最終身長はその平均身長よりも高くなります。

❺ 逆に、左にシフトしていけば、伸び率が平均よりも低く、最終身長が平均身長よりも低くなります。

❻ 早熟タイプと晩熟タイプにより、身長の伸び方の違いがあります。過去、現在、それ以降と記録をつけていくことで、タイプの違いや、最終身長の予想がより確実になります。

参考文献

1章

●緒方勤：Target height and target range for Japanese children: revisited
Clin Pediatr Endocrinol. 2007;16(4):85-7.

●一般社団法人 日本小児内分泌学会、著者：加藤則子，磯島豪，村田光範 他：Clin Pediatr Endocrinol. 25:71-76, 2016

●日本成長学会・日本小児内分泌学会合同標準値委員会「2000年日本人小児の体格 標準値」
https://auxology.jp/ja-children-physique

●杏林製薬株式会社：小児のLDH、ALP

●田中敏章ほか：潜在基準値抽出法による小児臨床検査基準値範囲の設定
日本小児科学会雑誌　112：1117-1132、2008

●Jakob Zierk et al.：Pediatric reference intervals for alkaline phosphatase
Clin Chem Lab Med. 2017 Jan 1;55(1):102-110.

2章

●平本嘉助：江戸時代人の身長と棺の大きさ
江戸遺跡研究会 1996年 2102/115/9

●P. Grasgruber et al.：Major correlates of male height: A study of 105 countries
Economics & Human Biology　Volume 21, May 2016, Pages 172-195

●P. Grasgruber et al.：The role of nutrition and genetics as key determinants of the positive height trend

●Jamie I Baum et al.：The effect of egg supplementation on growth parameters in children participating in a school feeding program in rural Uganda: a pilot study
Food Nutr Res. 2017 Jun 6;61(1):1330097.

●Catherine S Berkey et al.：Dairy consumption and female height growth: prospective cohort study
Cancer Epidemiol Biomarkers Prev. 2009 Jun;18(6):1881-7.

●クリスティナ・ワリナー：ひきつがれる酪農文化ユーラシアの先史時代における起源から現代の多様性まで
https://m-alliance.j-milk.jp/jmilk-news/2019news/detail/huh1j4000000be19-att/a1548033690254.pdf

●Haemoglobin concentrations for the diagnosis of anaemia and assessment of severity. Geneva: World Health Organization; 2011 (43).

●Ashraf T. Soliman et al.：Linear Growth in Children with Iron Deficiency Anemia Before and After Treatment
Journal of Tropical Pediatrics, Volume 55, Issue 5, October 2009, Pages 324–327,

●Sanguansak Rerksuppaphol et al.：Zinc supplementation enhances linear growth in school-aged children: A randomized controlled trial
Pediatr Rep. 2018 Jan 4;9(4):7294.

●日本臨床栄養学会：亜鉛欠乏症の診療指針２０１８
http://jscn.gr.jp/pdf/aen2018.pdf

●Jihye Kim et al.：High serum isoflavone concentrations are associated with the risk of precocious puberty in Korean girls
Clin Endocrinol (Oxf). 2011 Dec;75(6):831-5. doi: 10.1111/j.1365-2265.2011.04127.x.

●Dr. Marzena Pabich et al：Biological Effect of Soy Isoflavones in the Prevention of Civilization Diseases

●高桑 聖：今のこどもは早熟なのか
https://www.ecochil-osaka.jp/sickness/page-1297/

●Wenyan Li et al.：Association between Obesity and Puberty Timing: A Systematic Review and Meta-Analysis
Int J Environ Res Public Health. 2017 Oct 24;14(10):1266.

3章

●J. Ojile et al.：Everyone Sleeps!—(Poorly) or Not Enough: Sleep as a Priority and Vital Sign
Am J Health Promot. 2018 Sep;32(7):1635-1639.

●Y. Takahashi　et al.：Growth hormone secretion during sleep
J Clin Invest. 1968 Sep; 47(9): 2079–2090.

4章

●Laurie Wideman et al.：The impact of sex and exercise duration on growth hormone secretion
J Appl Physiol (1985). 2006 Dec;101(6):1641-7.

●Laurie Wideman et al.：The effect of exercise type on immunofunctional and traditional growth hormone
Eur J Appl Physiol. 2007 Jun;100(3):321-30.

●Keizo Sakamoto et al.：Effects of unipedal standing balance exercise on the prevention of falls and hip fracture among clinically defined high-risk elderly individuals: a randomized controlled trial
J Orthop Sci. 2006 Oct;11(5):467-72.

田邊 雄（たなべ ゆう）

東京神田整形外科クリニック院長。身長を伸ばす専門医。愛称は「身長先生」。金沢医科大学医学部を卒業後、順天堂大学医学部附属順天堂医院整形外科へ入局。西新宿整形外科・院長職を経て、2020年に東京神田整形外科クリニックを開業。活動が高く評価され、『ウォール・ストリート・ジャーナル』にて、Next Era Leadersに医師として最年少で選出された。YouTubeチャンネル「身長先生田邊雄」で身長アップの方法を伝授。登録者数は3万人を超える（2024年2月現在）。

1万《まん》5000人《にん》のデータに基《もと》づいた

すごい身長《しんちょう》の伸《の》ばし方《かた》

2024年2月22日　初版発行
2024年10月5日　4版発行

著　者　田邊《たなべ》 雄《ゆう》
発行者　山下直久
発　行　株式会社 KADOKAWA
〒102-8177　東京都千代田区富士見 2-13-3
電話 0570-002-301（ナビダイヤル）
印刷所　TOPPANクロレ株式会社
製本所　TOPPANクロレ株式会社

●お問い合わせ
https://www.kadokawa.co.jp/（「お問い合わせ」へお進みください）
※内容によっては、お答えできない場合があります。
※サポートは日本国内のみとさせていただきます。
※ Japanese text only

定価はカバーに表示してあります。

ISBN 978-4-04-606661-9 C0077

プラス1SD		1.25SD		1.5		1.75SD		プラス2SD				
95.0	95.4	95.9	96.3	96.8	97.2	97.6	98.1	98.5	99.0	99.5	100.0	100.5
97.0	97.5	97.9	98.4	98.8	99.3	99.7	100.2	100.6	101.1	101.6	102.1	102.6
99.0	99.5	99.9	100.4	100.9	101.3	101.8	102.3	102.8	103.3	103.8	104.3	104.8
101.0	101.5	102.0	102.5	102.9	103.4	103.9	104.4	104.9	105.4	105.9	106.4	106.9
103.0	103.5	104.0	104.5	105.0	105.5	106.0	106.5	107.0	107.5	108.0	108.5	109.0
105.0	105.5	106.0	106.5	107.1	107.6	108.1	108.6	109.1	109.6	110.1	110.6	111.1
107.0	107.5	108.1	108.6	109.1	109.7	110.2	110.7	111.3	111.8	112.3	112.8	113.3
109.0	109.5	110.1	110.6	111.2	111.7	112.3	112.8	113.4	113.9	114.4	114.9	115.4
111.0	111.6	112.1	112.7	113.3	113.8	114.4	114.9	115.5	116.0	116.5	117.0	117.5
112.6	113.2	113.8	114.3	114.9	115.4	116.0	116.6	117.1	117.6	118.1	118.6	119.1
114.3	114.8	115.4	115.9	116.5	117.1	117.6	118.2	118.8	119.3	119.8	120.3	120.8
115.9	116.4	117.0	117.6	118.1	118.7	119.3	119.8	120.4	120.9	121.4	121.9	122.4
117.5	118.1	118.6	119.2	119.8	120.3	120.9	121.4	122.0	122.5	123.0	123.5	124.0
119.0	119.5	120.1	120.7	121.3	121.9	122.5	123.0	123.6	124.1	124.6	125.1	125.6
120.4	121.0	121.6	122.2	122.8	123.4	124.0	124.6	125.3	125.8	126.3	126.8	127.3
121.9	122.5	123.1	123.7	124.4	125.0	125.6	126.2	126.9	127.4	127.9	128.4	128.9
123.3	124.0	124.6	125.3	125.9	126.6	127.2	127.9	128.5	129.0	129.5	130.0	130.5
124.9	125.5	126.2	126.8	127.5	128.1	128.8	129.5	130.1	130.6	131.1	131.6	132.1
126.4	127.1	127.7	128.4	129.1	129.7	130.4	131.1	131.8	132.3	132.8	133.3	133.8
128.0	128.6	129.3	130.0	130.7	131.3	132.0	132.7	133.4	133.9	134.4	134.9	135.4
129.5	130.2	130.9	131.6	132.3	132.9	133.6	134.3	135.0	135.5	136.0	136.5	137.0
131.3	132.0	132.7	133.4	134.1	134.8	135.5	136.2	136.9	137.4	137.9	138.4	138.9
133.0	133.7	134.4	135.2	135.9	136.6	137.3	138.0	138.8	139.3	139.8	140.3	140.8
134.8	135.5	136.2	137.0	137.7	138.4	139.2	139.9	140.6	141.1	141.6	142.1	142.6
136.5	137.3	138.0	138.8	139.5	140.3	141.0	141.8	142.5	143.0	143.5	144.0	144.5
138.3	139.0	139.8	140.5	141.3	142.1	142.8	143.6	144.4	144.9	145.4	145.9	146.4
140.0	140.8	141.6	142.3	143.1	143.9	144.7	145.5	146.3	146.8	147.3	147.8	148.3
141.8	142.5	143.3	144.1	144.9	145.7	146.5	147.3	148.1	148.6	149.1	149.6	150.1
143.5	144.3	145.1	145.9	146.8	147.6	148.4	149.2	150.0	150.5	151.0	151.5	152.0
145.3	146.1	146.9	147.7	148.5	149.3	150.1	150.9	151.8	152.3	152.8	153.3	153.8
147.0	147.8	148.6	149.4	150.3	151.1	151.9	152.7	153.5	154.0	154.5	155.0	155.5
148.8	149.6	150.4	151.2	152.0	152.8	153.6	154.4	155.3	155.8	156.3	156.8	157.3
150.5	151.3	152.1	152.9	153.8	154.6	155.4	156.2	157.0	157.5	158.0	158.5	159.0
151.9	152.7	153.5	154.3	155.1	155.9	156.7	157.5	158.3	158.8	159.3	159.8	160.3
153.3	154.0	154.8	155.6	156.4	157.2	157.9	158.7	159.5	160.0	160.5	161.0	161.5
154.6	155.4	156.2	156.9	157.7	158.5	159.2	160.0	160.8	161.3	161.8	162.3	162.8
156.0	156.8	157.5	158.3	159.0	159.8	160.5	161.3	162.0	162.5	163.0	163.5	164.0
156.8	157.5	158.2	158.9	159.6	160.3	161.1	161.8	162.5	163.0	163.5	164.0	164.5
157.5	158.2	158.9	159.6	160.3	160.9	161.6	162.3	163.0	163.5	164.0	164.5	165.0
158.3	158.9	159.6	160.2	160.9	161.5	162.2	162.8	163.5	164.0	164.5	165.0	165.5
159.0	159.6	160.3	160.9	161.5	162.1	162.8	163.4	164.0	164.5	165.0	165.5	166.0
159.5	160.1	160.8	161.4	162.0	162.6	163.3	163.9	164.5	165.0	165.5	166.0	166.5
160.0	160.6	161.3	161.9	162.5	163.1	163.8	164.4	165.0	165.5	166.0	166.5	167.0
160.5	161.1	161.8	162.4	163.0	163.6	164.3	164.9	165.5	166.0	166.5	167.0	167.5
161.0	161.6	162.3	162.9	163.5	164.1	164.8	165.4	166.0	166.5	167.0	167.5	168.0
161.3	161.9	162.5	163.1	163.8	164.4	165.0	165.6	166.3	166.8	167.3	167.8	168.3
161.5	162.1	162.8	163.4	164.0	164.6	165.3	165.9	166.5	167.0	167.5	168.0	168.5
161.8	162.4	163.0	163.6	164.3	164.9	165.5	166.1	166.8	167.3	167.8	168.3	168.8
162.0	162.6	163.3	163.9	164.5	165.1	165.8	166.4	167.0	167.5	168.0	168.5	169.0
162.3	162.9	163.5	164.1	164.7	165.3	165.9	166.5	167.2	167.7	168.2	168.7	169.2
162.5	163.1	163.7	164.3	164.9	165.5	166.1	166.7	167.3	167.8	168.3	168.8	169.3
162.7	163.3	163.9	164.5	165.1	165.7	166.3	166.9	167.5	168.0	168.5	169.0	169.5
162.8	163.4	164.0	164.6	165.3	165.9	166.5	167.1	167.7	168.2	168.7	169.2	169.7
163.0	163.6	164.3	164.9	165.5	166.1	166.8	167.4	168.0	168.5	169.0	169.5	170.0

各値は近似値で田邊雄（身長先生）が算出した値になります。とくに-2SD以下、＋2SD以上の部分は近似的算出ですので精度が落ちます。

成長シート（男の子用）

					マイナス2SD		1.75SD		1.5SD		1.25SD	
3歳	84.4	84.9	85.4	85.9	86.4	86.8	87.2	87.6	88.1	88.5	88.9	89.3
	85.9	86.4	86.9	87.4	87.9	88.4	88.8	89.2	89.7	90.1	90.6	91.0
3歳6か月	87.5	88.0	88.5	89.0	89.5	89.9	90.4	90.8	91.3	91.8	92.2	92.7
	89.0	89.5	90.0	90.5	91.0	91.5	92.0	92.4	92.9	93.4	93.9	94.4
4歳	90.5	91.0	91.5	92.0	92.5	93.0	93.5	94.0	94.6	95.1	95.6	96.1
	91.9	92.4	92.9	93.4	93.9	94.4	94.9	95.5	96.0	96.5	97.0	97.6
4歳6か月	93.3	93.8	94.3	94.8	95.3	95.8	96.4	96.9	97.4	98.0	98.5	99.0
	94.7	95.2	95.7	96.2	96.7	97.2	97.8	98.3	98.9	99.4	99.9	100.5
5歳	96.1	96.6	97.1	97.6	98.1	98.7	99.2	99.8	100.3	100.9	101.4	102.0
	97.5	98.0	98.5	99.0	99.5	100.1	100.7	101.2	101.8	102.4	103.0	103.5
5歳6か月	98.9	99.4	99.9	100.4	100.9	101.5	102.1	102.7	103.3	103.9	104.5	105.1
	100.4	100.9	101.4	101.9	102.4	103.0	103.6	104.2	104.9	105.5	106.1	106.7
6歳	101.8	102.3	102.8	103.3	103.8	104.5	105.1	105.8	106.4	107.1	107.7	108.4
	103.3	103.8	104.3	104.8	105.3	105.9	106.6	107.2	107.8	108.5	109.1	109.7
6歳6か月	104.8	105.3	105.8	106.3	106.8	107.4	108.0	108.7	109.3	109.9	110.5	111.1
	106.2	106.7	107.2	107.7	108.2	108.8	109.4	110.0	110.6	111.3	111.9	112.5
7歳	107.5	108.0	108.5	109.0	109.5	110.1	110.8	111.4	112.0	112.6	113.3	113.9
	108.9	109.4	109.9	110.4	110.9	111.5	112.1	112.7	113.4	114.0	114.6	115.2
7歳6か月	110.2	110.7	111.2	111.7	112.2	112.8	113.5	114.1	114.7	115.4	116.0	116.6
	111.5	112.0	112.5	113.0	113.5	114.1	114.7	115.4	116.0	116.7	117.3	118.0
8歳	112.7	113.2	113.7	114.2	114.7	115.4	116.0	116.7	117.4	118.0	118.7	119.3
	114.0	114.5	115.0	115.5	116.0	116.6	117.3	117.9	118.6	119.3	119.9	120.6
8歳6か月	115.2	115.7	116.2	116.7	117.2	117.9	118.5	119.2	119.9	120.5	121.2	121.8
	116.5	117.0	117.5	118.0	118.5	119.1	119.8	120.4	121.1	121.8	122.4	123.1
9歳	117.7	118.2	118.7	119.2	119.7	120.4	121.0	121.7	122.4	123.0	123.7	124.3
	118.9	119.4	119.9	120.4	120.9	121.6	122.2	122.9	123.6	124.2	124.9	125.6
9歳6か月	120.1	120.6	121.1	121.6	122.1	122.8	123.5	124.1	124.8	125.5	126.2	126.8
	121.3	121.8	122.3	122.8	123.3	124.0	124.7	125.3	126.0	126.7	127.4	128.1
10歳	122.5	123.0	123.5	124.0	124.5	125.2	125.9	126.6	127.3	127.9	128.6	129.3
	123.7	124.2	124.7	125.2	125.7	126.4	127.1	127.8	128.6	129.3	130.0	130.8
10歳6か月	124.8	125.3	125.8	126.3	126.8	127.6	128.4	129.1	129.9	130.7	131.5	132.2
	126.4	126.9	127.4	127.9	128.4	129.2	129.9	130.7	131.5	132.2	133.0	133.7
11歳	128.0	128.5	129.0	129.5	130.0	130.8	131.5	132.3	133.0	133.8	134.5	135.3
	129.3	129.8	130.3	130.8	131.3	132.0	132.8	133.6	134.4	135.2	135.9	136.7
11歳6か月	130.5	131.0	131.5	132.0	132.5	133.3	134.1	134.9	135.8	136.6	137.4	138.
	131.8	132.3	132.8	133.3	133.8	134.6	135.4	136.3	137.1	138.0	138.8	139.
12歳	133.0	133.5	134.0	134.5	135.0	135.9	136.8	137.6	138.5	139.4	140.3	141.
	134.5	135.0	135.5	136.0	136.5	137.4	138.3	139.2	140.1	141.0	141.9	142.
12歳6か月	136.0	136.5	137.0	137.5	138.0	138.9	139.9	140.8	141.8	142.7	143.6	144.
	137.5	138.0	138.5	139.0	139.5	140.5	141.4	142.4	143.4	144.3	145.3	146.
13歳	139.0	139.5	140.0	140.5	141.0	142.0	143.0	144.0	145.0	146.0	147.0	148.
	141.0	141.5	142.0	142.5	143.0	144.0	144.9	145.9	146.9	147.8	148.8	149.
13歳6か月	143.0	143.5	144.0	144.5	145.0	145.9	146.9	147.8	148.8	149.7	150.6	151.
	145.0	145.5	146.0	146.5	147.0	147.9	148.8	149.7	150.6	151.5	152.4	153.
14歳	147.0	147.5	148.0	148.5	149.0	149.9	150.8	151.6	152.5	153.4	154.3	155.
	148.5	149.0	149.5	150.0	150.5	151.3	152.2	153.0	153.9	154.7	155.6	156.
14歳6か月	150.0	150.5	151.0	151.5	152.0	152.8	153.6	154.4	155.3	156.1	156.9	157.
	151.5	152.0	152.5	153.0	153.5	154.3	155.1	155.8	156.6	157.4	158.2	159
15歳	153.0	153.5	154.0	154.5	155.0	155.8	156.5	157.3	158.0	158.8	159.5	160
	153.8	154.3	154.8	155.3	155.8	156.5	157.3	158.0	158.8	159.5	160.3	161
15歳6か月	154.5	155.0	155.5	156.0	156.5	157.3	158.0	158.8	159.5	160.3	161.0	161
	155.3	155.8	156.3	156.8	157.3	158.0	158.8	159.5	160.3	161.0	161.8	16
16歳	156.0	156.5	157.0	157.5	158.0	158.8	159.5	160.3	161.0	161.8	162.5	16
	156.3	156.8	157.3	157.8	158.3	159.0	159.8	160.5	161.3	162.0	162.8	163.5
16歳6か月	156.5	157.0	157.5	158.0	158.5	159.3	160.0	160.8	161.5	162.3	163.0	163.8
	156.8	157.3	157.8	158.3	158.8	159.5	160.3	161.0	161.8	162.5	163.3	164.0
17歳	157.0	157.5	158.0	158.5	159.0	159.8	160.5	161.3	162.0	162.8	163.5	164.3
	157.3	157.8	158.3	158.8	159.3	160.0	160.8	161.5	162.3	163.0	163.8	164.5
17歳6か月	157.5	158.0	158.5	159.0	159.5	160.3	161.0	161.8	162.5	163.3	164.0	164.8
	157.8	158.3	158.8	159.3	159.8	160.5	161.3	162.0	162.8	163.5	164.3	165.0
18歳	158.0	158.5	159.0	159.5	160.0	160.8	161.5	162.3	163.0	163.8	164.5	165.3

マイナス1SD	0.75SD			0.5	0.25SD			0	0.25SD			0.5	
89.7	90.2	90.6	91.1	91.5	92.0	92.4	92.9	93.3	93.7	94.2	94.6	95.0	95.4
91.4	91.9	92.3	92.8	93.2	93.7	94.1	94.6	95.0	95.5	95.9	96.4	96.8	97.3
93.2	93.6	94.1	94.5	95.0	95.4	95.9	96.3	96.8	97.2	97.7	98.2	98.7	99.2
94.9	95.3	95.8	96.2	96.7	97.1	97.6	98.0	98.5	99.0	99.5	100.0	100.5	101.0
96.6	97.1	97.5	98.0	98.4	98.9	99.3	99.8	100.2	100.7	101.3	101.8	102.4	102.9
98.1	98.5	99.0	99.5	100.0	100.4	100.9	101.4	101.8	102.4	102.9	103.4	104.0	104.5
99.6	100.0	100.5	101.0	101.5	102.0	102.5	103.0	103.5	104.0	104.5	105.1	105.6	106.1
101.0	101.5	102.0	102.5	103.1	103.6	104.1	104.6	105.1	105.6	106.2	106.7	107.2	107.8
102.5	103.0	103.6	104.1	104.6	105.1	105.7	106.2	106.7	107.2	107.8	108.3	108.9	109.4
104.1	104.6	105.2	105.7	106.2	106.7	107.3	107.8	108.3	108.9	109.4	110.0	110.5	111.1
105.8	106.3	106.8	107.3	107.9	108.4	108.9	109.5	110.0	110.6	111.1	111.7	112.3	112.8
107.4	107.9	108.4	109.0	109.5	110.0	110.5	111.1	111.6	112.2	112.8	113.3	113.9	114.5
109.0	109.5	110.1	110.6	111.2	111.7	112.2	112.8	113.3	113.9	114.5	115.1	115.7	116.2
110.4	111.0	111.5	112.1	112.7	113.3	113.8	114.4	115.0	115.6	116.2	116.7	117.3	117.9
111.8	112.4	113.0	113.6	114.2	114.8	115.5	116.1	116.7	117.3	117.8	118.4	119.0	119.5
113.1	113.8	114.4	115.0	115.7	116.3	116.9	117.6	118.2	118.8	119.4	120.0	120.5	121.1
114.5	115.1	115.8	116.4	117.1	117.7	118.3	119.0	119.6	120.2	120.8	121.4	122.1	122.7
115.9	116.5	117.2	117.8	118.5	119.1	119.8	120.4	121.1	121.7	122.3	122.9	123.6	124.2
117.3	117.9	118.6	119.2	119.9	120.5	121.2	121.8	122.5	123.1	123.8	124.4	125.0	125.6
118.6	119.3	119.9	120.6	121.3	121.9	122.6	123.2	123.9	124.5	125.2	125.8	126.5	127.1
120.0	120.7	121.3	122.0	122.7	123.3	124.0	124.6	125.3	126.0	126.6	127.3	127.9	128.6
121.3	121.9	122.6	123.3	124.0	124.7	125.3	126.0	126.7	127.3	128.0	128.6	129.3	129.9
122.5	123.2	123.9	124.6	125.3	126.0	126.7	127.4	128.1	128.7	129.4	130.0	130.7	131.3
123.8	124.5	125.2	125.9	126.6	127.3	128.1	128.8	129.5	130.1	130.8	131.4	132.1	132.7
125.0	125.7	126.5	127.2	128.0	128.7	129.4	130.2	130.9	131.5	132.2	132.8	133.5	134.1
126.3	127.0	127.7	128.5	129.2	130.0	130.7	131.5	132.2	132.9	133.5	134.2	134.9	135.5
127.5	128.3	129.0	129.8	130.6	131.3	132.1	132.8	133.6	134.3	135.0	135.6	136.3	137.0
128.8	129.5	130.3	131.1	131.9	132.7	133.4	134.2	135.0	135.7	136.4	137.1	137.8	138.4
130.0	130.8	131.6	132.4	133.2	134.0	134.8	135.6	136.4	137.1	137.8	138.5	139.2	139.9
131.5	132.3	133.1	133.8	134.6	135.4	136.2	136.9	137.7	138.5	139.2	140.0	140.7	141.5
133.0	133.8	134.5	135.3	136.1	136.8	137.6	138.3	139.1	139.9	140.7	141.5	142.3	143.1
134.5	135.3	136.1	136.8	137.6	138.4	139.2	139.9	140.7	141.5	142.3	143.2	144.0	144.8
136.0	136.8	137.5	138.3	139.0	139.8	140.5	141.3	142.0	142.9	143.8	144.6	145.5	146.4
137.5	138.3	139.1	139.8	140.6	141.4	142.2	143.0	143.8	144.7	145.6	146.5	147.4	148.3
139.0	139.8	140.6	141.4	142.3	143.1	143.9	144.7	145.5	146.4	147.4	148.3	149.3	150.2
140.5	141.3	142.2	143.0	143.9	144.7	145.6	146.4	147.3	148.2	149.2	150.2	151.1	152.1
142.0	142.9	143.8	144.6	145.5	146.4	147.3	148.1	149.0	150.0	151.0	152.0	153.0	154.0
143.8	144.7	145.6	146.5	147.4	148.3	149.2	150.1	151.0	152.0	153.0	154.0	155.0	156.0
145.5	146.4	147.4	148.3	149.3	150.2	151.1	152.1	153.0	154.0	155.0	156.0	157.0	158.0
147.3	148.2	149.2	150.2	151.1	152.1	153.1	154.0	155.0	156.0	157.0	158.0	159.0	160.0
149.0	150.0	151.0	152.0	153.0	154.0	155.0	156.0	157.0	158.0	159.0	160.0	161.0	162.0
150.8	151.7	152.7	153.7	154.6	155.6	156.6	157.5	158.5	159.5	160.5	161.5	162.5	163.5
152.5	153.4	154.4	155.3	156.3	157.2	158.1	159.1	160.0	161.0	162.0	163.0	164.0	165.0
154.3	155.2	156.1	157.0	157.9	158.8	159.7	160.6	161.5	162.5	163.5	164.5	165.5	166.5
156.0	156.9	157.8	158.6	159.5	160.4	161.3	162.1	163.0	164.0	165.0	166.0	167.0	168.0
157.3	158.1	159.0	159.9	160.8	161.6	162.5	163.4	164.3	165.2	166.1	167.1	168.0	168.9
158.5	159.4	160.3	161.1	162.0	162.9	163.8	164.6	165.5	166.4	167.3	168.1	169.0	169.9
159.8	160.6	161.5	162.4	163.3	164.1	165.0	165.9	166.8	167.6	168.4	169.2	170.0	170.8
161.0	161.9	162.8	163.6	164.5	165.4	166.3	167.1	168.0	168.8	169.5	170.3	171.0	171.8
161.8	162.6	163.4	164.2	165.0	165.8	166.6	167.4	168.3	169.0	169.8	170.6	171.4	172.2
162.5	163.3	164.0	164.8	165.5	166.3	167.0	167.8	168.5	169.3	170.1	170.9	171.8	172.6
163.3	163.9	164.6	165.3	166.0	166.7	167.4	168.1	168.8	169.6	170.4	171.3	172.1	173.0
164.0	164.6	165.3	165.9	166.5	167.1	167.8	168.4	169.0	169.9	170.8	171.6	172.5	173.4
164.3	164.9	165.5	166.2	166.8	167.5	168.1	168.7	169.4	170.2	171.1	172.0	172.8	173.7
164.5	165.2	165.8	166.5	167.1	167.8	168.4	169.1	169.8	170.6	171.4	172.3	173.1	174.0
164.8	165.4	166.1	166.8	167.4	168.1	168.8	169.5	170.1	171.0	171.8	172.6	173.4	174.3
165.0	165.7	166.4	167.1	167.8	168.4	169.1	169.8	170.5	171.3	172.1	172.9	173.8	174.6
165.3	165.9	166.6	167.3	167.9	168.6	169.3	170.0	170.6	171.5	172.3	173.1	173.9	174.8
165.5	166.2	166.8	167.5	168.1	168.8	169.4	170.1	170.8	171.6	172.4	173.3	174.1	175.0
165.8	166.4	167.0	167.7	168.3	169.0	169.6	170.2	170.9	171.7	172.6	173.5	174.3	175.2
166.0	166.6	167.3	167.9	168.5	169.1	169.8	170.4	171.0	171.9	172.8	173.6	174.5	175.4

この表は学校保険統計調査を

0.75SD		0.5		0.25SD		0		0.25SD		0.5		0.75SD	
89.4	89.8	90.3	90.7	91.1	91.6	92.0	92.4	92.8	93.1	93.5	93.9	94.3	94.6
91.1	91.6	92.0	92.4	92.9	93.3	93.8	94.2	94.6	95.0	95.4	95.8	96.2	96.6
92.9	93.3	93.8	94.2	94.6	95.1	95.5	95.9	96.4	96.8	97.3	97.7	98.1	98.6
94.6	95.1	95.5	95.9	96.4	96.8	97.3	97.7	98.2	98.7	99.1	99.6	100.1	100.5
96.4	96.8	97.3	97.7	98.1	98.6	99.0	99.5	100.0	100.5	101.0	101.5	102.0	102.5
98.1	98.5	99.0	99.5	99.9	100.4	100.9	101.4	101.9	102.4	102.9	103.5	104.0	104.5
99.8	100.3	100.8	101.3	101.8	102.3	102.8	103.3	103.8	104.3	104.9	105.4	105.9	106.5
101.4	102.0	102.5	103.0	103.6	104.1	104.6	105.2	105.7	106.3	106.8	107.4	107.9	108.5
103.1	103.7	104.3	104.8	105.4	105.9	106.5	107.1	107.6	108.2	108.8	109.3	109.9	110.4
104.6	105.2	105.8	106.3	106.9	107.5	108.1	108.6	109.2	109.8	110.3	110.9	111.5	112.1
106.2	106.7	107.3	107.9	108.5	109.0	109.6	110.2	110.8	111.3	111.9	112.5	113.1	113.7
107.7	108.2	108.8	109.4	110.0	110.6	111.2	111.7	112.3	112.9	113.5	114.1	114.7	115.3
109.2	109.8	110.4	110.9	111.5	112.1	112.7	113.3	113.9	114.5	115.1	115.7	116.3	116.9
110.6	111.2	111.8	112.4	113.0	113.6	114.3	114.8	115.4	116.0	116.6	117.2	117.8	118.4
112.0	112.6	113.3	113.9	114.5	115.2	115.8	116.4	117.0	117.5	118.1	118.7	119.3	119.8
113.4	114.1	114.7	115.4	116.0	116.7	117.3	117.9	118.4	119.0	119.6	120.1	120.7	121.3
114.8	115.5	116.2	116.8	117.5	118.1	118.8	119.4	119.9	120.5	121.1	121.6	122.2	122.7
116.2	116.9	117.6	118.2	118.9	119.6	120.3	120.8	121.4	122.0	122.6	123.1	123.7	124.3
117.6	118.3	119.0	119.7	120.3	121.0	121.7	122.3	122.9	123.5	124.1	124.6	125.2	125.8
119.0	119.7	120.4	121.1	121.8	122.5	123.2	123.8	124.4	125.0	125.6	126.2	126.8	127.4
120.4	121.1	121.8	122.5	123.2	123.9	124.6	125.2	125.8	126.4	127.1	127.7	128.3	128.9
121.9	122.6	123.3	124.0	124.7	125.4	126.1	126.7	127.4	128.0	128.7	129.3	130.0	130.6
123.4	124.1	124.8	125.4	126.1	126.8	127.5	128.2	128.9	129.6	130.3	130.9	131.6	132.3
124.9	125.6	126.3	126.9	127.6	128.3	129.0	129.7	130.4	131.2	131.9	132.6	133.3	134.0
126.4	127.1	127.8	128.4	129.1	129.8	130.5	131.3	132.0	132.8	133.5	134.3	135.0	135.8
127.9	128.6	129.3	129.9	130.6	131.3	132.0	132.8	133.6	134.3	135.1	135.9	136.7	137.5
129.4	130.1	130.8	131.4	132.1	132.8	133.5	134.3	135.1	135.9	136.8	137.6	138.4	139.2
130.9	131.6	132.4	133.1	133.8	134.5	135.2	136.0	136.8	137.7	138.5	139.3	140.1	140.9
132.5	133.2	134.0	134.7	135.4	136.2	136.9	137.7	138.6	139.4	140.2	141.0	141.9	142.7
134.0	134.8	135.6	136.3	137.1	137.8	138.6	139.4	140.3	141.1	141.9	142.8	143.6	144.4
135.6	136.4	137.2	137.9	138.7	139.5	140.3	141.1	142.0	142.8	143.7	144.5	145.3	146.2
137.1	137.9	138.8	139.6	140.4	141.2	142.0	142.8	143.7	144.5	145.4	146.2	147.1	147.9
138.7	139.5	140.4	141.2	142.0	142.9	143.7	144.6	145.4	146.3	147.1	148.0	148.8	149.7
140.4	141.2	142.1	142.9	143.7	144.6	145.4	146.2	147.0	147.8	148.6	149.4	150.3	151.1
142.2	143.0	143.8	144.6	145.5	146.3	147.1	147.9	148.6	149.4	150.2	150.9	151.7	152.5
143.8	144.5	145.3	146.1	146.8	147.6	148.4	149.1	149.9	150.7	151.5	152.3	153.1	153.8
145.4	146.1	146.8	147.5	148.2	148.9	149.6	150.4	151.2	152.0	152.8	153.6	154.4	155.2
146.4	147.1	147.9	148.6	149.4	150.1	150.9	151.6	152.3	153.1	153.8	154.5	155.3	156.0
147.3	148.1	148.9	149.7	150.5	151.3	152.1	152.8	153.5	154.1	154.8	155.5	156.2	156.8
148.2	149.0	149.7	150.5	151.3	152.1	152.9	153.5	154.2	154.9	155.6	156.2	156.9	157.6
149.0	149.8	150.6	151.3	152.1	152.8	153.6	154.3	155.0	155.6	156.3	157.0	157.7	158.3
149.9	150.6	151.4	152.1	152.9	153.6	154.4	155.0	155.6	156.3	156.9	157.6	158.2	158.9
150.7	151.4	152.2	152.9	153.6	154.4	155.1	155.7	156.3	156.9	157.6	158.2	158.8	159.4
151.5	152.2	152.8	153.5	154.2	154.9	155.6	156.2	156.8	157.4	158.0	158.6	159.3	159.9
152.3	152.9	153.5	154.1	154.8	155.4	156.0	156.6	157.3	157.9	158.5	159.1	159.8	160.4
152.6	153.3	153.9	154.5	155.1	155.8	156.4	157.0	157.6	158.2	158.8	159.4	160.0	160.6
153.0	153.6	154.3	154.9	155.5	156.2	156.8	157.4	158.0	158.6	159.2	159.7	160.3	160.9
153.3	153.9	154.5	155.1	155.7	156.3	157.0	157.6	158.2	158.8	159.4	160.0	160.6	161.2
153.7	154.2	154.8	155.4	156.0	156.5	157.1	157.7	158.3	158.9	159.6	160.2	160.8	161.4
153.8	154.4	155.0	155.6	156.1	156.7	157.3	157.9	158.5	159.2	159.8	160.4	161.0	161.6
154.0	154.6	155.2	155.7	156.3	156.9	157.5	158.1	158.8	159.4	160.0	160.6	161.3	161.9
154.1	154.7	155.3	155.9	156.5	157.1	157.7	158.3	158.9	159.6	160.2	160.8	161.4	162.0
154.2	154.8	155.5	156.1	156.7	157.3	157.9	158.5	159.1	159.7	160.4	161.0	161.6	162.2
154.3	154.9	155.6	156.2	156.8	157.5	158.1	158.7	159.3	159.9	160.6	161.2	161.8	162.4

この表は学校保険統計調査をもとに作成しましたが

0.75SD		プラス1SD		1.25SD		1.5		1.75SD		プラス2SD				
95.9	96.3	96.7	97.2	97.6	98.1	98.5	99.0	99.4	99.9	100.3	100.8	101.3	101.8	102.3
97.7	98.2	98.7	99.1	99.6	100.0	100.5	100.9	101.4	101.8	102.3	102.8	103.3	103.8	104.3
99.6	100.1	100.6	101.1	101.5	102.0	102.5	102.9	103.4	103.8	104.3	104.8	105.3	105.8	106.3
101.5	102.0	102.6	103.0	103.5	104.0	104.4	104.9	105.4	105.8	106.3	106.8	107.3	107.8	108.3
103.4	104.0	104.5	105.0	105.5	105.9	106.4	106.9	107.4	107.8	108.3	108.8	109.3	109.8	110.3
105.1	105.6	106.1	106.6	107.2	107.7	108.2	108.7	109.2	109.7	110.2	110.7	111.2	111.7	112.2
106.7	107.2	107.8	108.3	108.9	109.4	110.0	110.5	111.1	111.6	112.2	112.7	113.2	113.7	114.2
108.3	108.8	109.4	110.0	110.6	111.1	111.7	112.3	112.9	113.5	114.1	114.6	115.1	115.6	116.1
109.9	110.5	111.0	111.6	112.3	112.9	113.5	114.1	114.8	115.4	116.0	116.5	117.0	117.5	118.0
111.6	112.2	112.8	113.4	114.0	114.6	115.3	115.9	116.5	117.1	117.8	118.3	118.8	119.3	119.8
113.4	113.9	114.5	115.1	115.8	116.4	117.0	117.6	118.3	118.9	119.5	120.0	120.5	121.0	121.5
115.1	115.7	116.3	116.9	117.5	118.1	118.8	119.4	120.0	120.6	121.3	121.8	122.3	122.8	123.3
116.8	117.4	118.0	118.6	119.3	119.9	120.5	121.1	121.8	122.4	123.0	123.5	124.0	124.5	125.0
118.5	119.0	119.6	120.3	120.9	121.5	122.2	122.8	123.5	124.1	124.8	125.3	125.8	126.3	126.8
120.1	120.7	121.3	121.9	122.6	123.2	123.9	124.5	125.2	125.8	126.5	127.0	127.5	128.0	128.5
121.7	122.3	122.9	123.5	124.2	124.9	125.6	126.2	126.9	127.6	128.3	128.8	129.3	129.8	130.3
123.3	123.9	124.5	125.2	125.9	126.6	127.3	127.9	128.6	129.3	130.0	130.5	131.0	131.5	132.0
124.8	125.4	126.0	126.7	127.4	128.1	128.8	129.5	130.2	130.9	131.6	132.1	132.6	133.1	133.6
126.3	126.9	127.5	128.2	128.9	129.7	130.4	131.1	131.8	132.5	133.3	133.8	134.3	134.8	135.3
127.7	128.4	129.0	129.7	130.5	131.2	131.9	132.7	133.4	134.1	134.9	135.4	135.9	136.4	136.9
129.2	129.9	130.5	131.3	132.0	132.8	133.5	134.3	135.0	135.8	136.5	137.0	137.5	138.0	138.5
130.6	131.2	131.9	132.6	133.4	134.2	134.9	135.7	136.5	137.2	138.0	138.5	139.0	139.5	140.0
132.0	132.6	133.3	134.0	134.8	135.6	136.4	137.2	137.9	138.7	139.5	140.0	140.5	141.0	141.5
133.3	134.0	134.6	135.4	136.2	137.0	137.8	138.6	139.4	140.2	141.0	141.5	142.0	142.5	143.0
134.7	135.4	136.0	136.8	137.6	138.4	139.3	140.1	140.9	141.7	142.5	143.0	143.5	144.0	144.5
136.2	136.8	137.5	138.3	139.2	140.0	140.8	141.6	142.5	143.3	144.1	144.6	145.1	145.6	146.1
137.7	138.3	139.0	139.8	140.7	141.5	142.4	143.2	144.1	144.9	145.8	146.3	146.8	147.3	147.8
139.1	139.8	140.5	141.4	142.2	143.1	143.9	144.8	145.7	146.5	147.4	147.9	148.4	148.9	149.4
140.6	141.3	142.0	142.9	143.8	144.6	145.5	146.4	147.3	148.1	149.0	149.5	150.0	150.5	151.0
142.2	143.0	143.8	144.7	145.6	146.5	147.4	148.3	149.2	150.1	151.0	151.5	152.0	152.5	153.0
143.9	144.7	145.5	146.4	147.4	148.3	149.3	150.2	151.1	152.1	153.0	153.5	154.0	154.5	155.0
145.6	146.4	147.3	148.2	149.2	150.2	151.1	152.1	153.1	154.0	155.0	155.5	156.0	156.5	157.0
147.3	148.1	149.0	150.0	151.0	152.0	153.0	154.0	155.0	156.0	157.0	157.5	158.0	158.5	159.0
149.2	150.1	151.0	152.0	153.1	154.1	155.1	156.2	157.2	158.2	159.3	159.8	160.3	160.8	161.3
151.1	152.1	153.0	154.1	155.1	156.2	157.3	158.3	159.4	160.4	161.5	162.0	162.5	163.0	163.5
153.1	154.0	155.0	156.1	157.2	158.3	159.4	160.5	161.6	162.7	163.8	164.3	164.8	165.3	165.8
155.0	156.0	157.0	158.1	159.3	160.4	161.5	162.6	163.8	164.9	166.0	166.5	167.0	167.5	168.0
157.0	158.0	159.0	160.1	161.2	162.3	163.4	164.5	165.6	166.7	167.8	168.3	168.8	169.3	169.8
159.0	160.0	161.0	162.1	163.1	164.2	165.3	166.3	167.4	168.4	169.5	170.0	170.5	171.0	171.5
161.0	162.0	163.0	164.0	165.1	166.1	167.1	168.2	169.2	170.2	171.3	171.8	172.3	172.8	173.3
163.0	164.0	165.0	166.0	167.0	168.0	169.0	170.0	171.0	172.0	173.0	173.5	174.0	174.5	175.0
164.5	165.5	166.5	167.5	168.4	169.4	170.4	171.3	172.3	173.3	174.3	174.8	175.3	175.8	176.3
166.0	167.0	168.0	168.9	169.9	170.8	171.8	172.7	173.6	174.6	175.5	176.0	176.5	177.0	177.5
167.5	168.5	169.5	170.4	171.3	172.2	173.1	174.0	174.9	175.8	176.8	177.3	177.8	178.3	178.8
169.0	170.0	171.0	171.9	172.8	173.6	174.5	175.4	176.3	177.1	178.0	178.5	179.0	179.5	180.0
169.9	170.8	171.8	172.6	173.5	174.4	175.3	176.1	177.0	177.9	178.8	179.3	179.8	180.3	180.8
170.8	171.6	172.5	173.4	174.3	175.1	176.0	176.9	177.8	178.6	179.5	180.0	180.5	181.0	181.5
171.6	172.4	173.3	174.1	175.0	175.9	176.8	177.6	178.5	179.4	180.3	180.8	181.3	181.8	182.3
172.5	173.3	174.0	174.9	175.8	176.6	177.5	178.4	179.3	180.1	181.0	181.5	182.0	182.5	183.0
172.9	173.7	174.5	175.3	176.2	177.0	177.9	178.7	179.6	180.4	181.3	181.8	182.3	182.8	183.3
173.4	174.2	175.0	175.8	176.6	177.4	178.3	179.1	179.9	180.7	181.5	182.0	182.5	183.0	183.5
173.8	174.7	175.5	176.3	177.1	177.8	178.6	179.4	180.2	181.0	181.8	182.3	182.8	183.3	183.8
174.3	175.1	176.0	176.8	177.5	178.3	179.0	179.8	180.5	181.3	182.0	182.5	183.0	183.5	184.0
174.5	175.4	176.3	177.0	177.8	178.5	179.3	180.0	180.8	181.5	182.3	182.8	183.3	183.8	184.3
174.8	175.7	176.5	177.3	178.0	178.8	179.5	180.3	181.0	181.8	182.5	183.0	183.5	184.0	184.5
175.1	175.9	176.8	177.5	178.3	179.0	179.8	180.5	181.3	182.0	182.8	183.3	183.8	184.3	184.8
175.4	176.2	177.0	177.8	178.5	179.3	180.0	180.8	181.5	182.3	183.0	183.5	184.0	184.5	185.0
175.6	176.4	177.3	178.0	178.8	179.5	180.3	181.0	181.8	182.5	183.3	183.8	184.3	184.8	185.3
175.8	176.7	177.5	178.3	179.0	179.8	180.5	181.3	182.0	182.8	183.5	184.0	184.5	185.0	185.5
176.0	176.9	177.8	178.5	179.3	180.0	180.8	181.5	182.3	183.0	183.8	184.3	184.8	185.3	185.8
176.3	177.1	178.0	178.8	179.5	180.3	181.0	181.8	182.5	183.3	184.0	184.5	185.0	185.5	186.0

とに作成しましたが、各値は近似値で田邊雄（身長先生）が算出した値になります。とくに-2SD以下、＋2SD以上の部分は近似的算出ですので精度が落ちます。

成長シート（女の子用）

					マイナス2SD		1.75SD		1.5SD		1.25SD		マイナス1SD	
3歳	83.5	84.0	84.5	85.0	85.5	85.9	86.3	86.6	87.0	87.4	87.8	88.1	88.5	88.9
	85.1	85.6	86.1	86.6	87.1	87.5	87.9	88.3	88.7	89.1	89.5	89.9	90.3	90.7
3歳6か月	86.8	87.3	87.8	88.3	88.8	89.2	89.6	90.0	90.4	90.8	91.2	91.6	92.0	92.4
	88.4	88.9	89.4	89.9	90.4	90.8	91.2	91.6	92.1	92.5	92.9	93.3	93.8	94.2
4歳	90.0	90.5	91.0	91.5	92.0	92.4	92.9	93.3	93.8	94.2	94.6	95.1	95.5	95.9
	91.5	92.0	92.5	93.0	93.5	94.0	94.4	94.9	95.3	95.8	96.2	96.7	97.1	97.6
4歳6か月	93.0	93.5	94.0	94.5	95.0	95.5	95.9	96.4	96.9	97.3	97.8	98.3	98.8	99.3
	94.5	95.0	95.5	96.0	96.5	97.0	97.5	98.0	98.4	98.9	99.4	99.9	100.4	100.9
5歳	96.0	96.5	97.0	97.5	98.0	98.5	99.0	99.5	100.0	100.5	101.0	101.5	102.0	102.6
	97.4	97.9	98.4	98.9	99.4	99.9	100.4	100.9	101.4	101.9	102.5	103.0	103.5	104.1
5歳6か月	98.7	99.2	99.7	100.2	100.7	101.2	101.8	102.3	102.9	103.4	103.9	104.5	105.0	105.6
	100.1	100.6	101.1	101.6	102.1	102.6	103.2	103.7	104.3	104.8	105.4	105.9	106.5	107.1
6歳	101.4	101.9	102.4	102.9	103.4	104.0	104.6	105.1	105.7	106.3	106.9	107.4	108.0	108.6
	102.8	103.3	103.8	104.3	104.8	105.4	105.9	106.5	107.1	107.7	108.2	108.8	109.4	110.0
6歳6か月	104.2	104.7	105.2	105.7	106.2	106.8	107.3	107.9	108.5	109.0	109.6	110.2	110.8	111.4
	105.6	106.1	106.6	107.1	107.6	108.2	108.7	109.3	109.9	110.4	111.0	111.6	112.1	112.8
7歳	107.0	107.5	108.0	108.5	109.0	109.6	110.1	110.7	111.3	111.8	112.4	112.9	113.5	114.2
	108.3	108.8	109.3	109.8	110.3	110.8	111.4	112.0	112.6	113.1	113.7	114.3	114.9	115.5
7歳6か月	109.5	110.0	110.5	111.0	111.5	112.1	112.7	113.3	113.9	114.5	115.1	115.7	116.3	116.9
	110.8	111.3	111.8	112.3	112.8	113.4	114.0	114.6	115.2	115.8	116.4	117.0	117.6	118.3
8歳	112.0	112.5	113.0	113.5	114.0	114.6	115.3	115.9	116.5	117.1	117.8	118.4	119.0	119.7
	113.3	113.8	114.3	114.8	115.3	115.9	116.6	117.2	117.9	118.5	119.2	119.8	120.5	121.2
8歳6か月	114.5	115.0	115.5	116.0	116.5	117.2	117.9	118.6	119.3	119.9	120.6	121.3	122.0	122.7
	115.8	116.3	116.8	117.3	117.8	118.5	119.2	119.9	120.6	121.3	122.1	122.8	123.5	124.2
9歳	117.0	117.5	118.0	118.5	119.0	119.8	120.5	121.3	122.0	122.8	123.5	124.3	125.0	125.7
	118.3	118.8	119.3	119.8	120.3	121.0	121.8	122.6	123.4	124.2	124.9	125.7	126.5	127.2
9歳6か月	119.5	120.0	120.5	121.0	121.5	122.3	123.1	123.9	124.8	125.6	126.4	127.2	128.0	128.7
	120.8	121.3	121.8	122.3	122.8	123.6	124.4	125.3	126.1	127.0	127.8	128.7	129.5	130.2
10歳	122.0	122.5	123.0	123.5	124.0	124.9	125.8	126.6	127.5	128.4	129.3	130.1	131.0	131.7
	123.5	124.0	124.5	125.0	125.5	126.4	127.3	128.1	129.0	129.9	130.8	131.6	132.5	133.3
10歳6か月	125.0	125.5	126.0	126.5	127.0	127.9	128.8	129.6	130.5	131.4	132.3	133.1	134.0	134.8
	126.5	127.0	127.5	128.0	128.5	129.4	130.3	131.1	132.0	132.9	133.8	134.6	135.5	136.3
11歳	128.0	128.5	129.0	129.5	130.0	130.9	131.8	132.6	133.5	134.4	135.3	136.1	137.0	137.8
	129.8	130.3	130.8	131.3	131.8	132.6	133.5	134.4	135.3	136.1	137.0	137.9	138.8	139.6
11歳6か月	131.5	132.0	132.5	133.0	133.5	134.4	135.3	136.1	137.0	137.9	138.8	139.6	140.5	141.3
	133.3	133.8	134.3	134.8	135.3	136.1	137.0	137.9	138.8	139.6	140.5	141.4	142.3	143.0
12歳	135.0	135.5	136.0	136.5	137.0	137.9	138.8	139.6	140.5	141.4	142.3	143.1	144.0	144.7
	136.3	136.8	137.3	137.8	138.3	139.1	140.0	140.8	141.6	142.4	143.2	144.1	144.9	145.6
12歳6か月	137.7	138.2	138.7	139.2	139.7	140.4	141.2	141.9	142.7	143.5	144.2	145.0	145.8	146.5
	139.0	139.5	140.0	140.5	141.0	141.7	142.4	143.1	143.8	144.5	145.2	145.9	146.6	147.4
13歳	140.3	140.8	141.3	141.8	142.3	143.0	143.6	144.3	144.9	145.6	146.2	146.9	147.5	148.3
	141.1	141.6	142.1	142.6	143.1	143.7	144.4	145.0	145.7	146.4	147.0	147.7	148.4	149.1
13歳6か月	141.8	142.3	142.8	143.3	143.8	144.5	145.2	145.8	146.5	147.2	147.9	148.6	149.3	150.0
	142.6	143.1	143.6	144.1	144.6	145.2	145.9	146.6	147.3	148.0	148.7	149.4	150.1	150.8
14歳	143.3	143.8	144.3	144.8	145.3	146.0	146.7	147.4	148.2	148.9	149.6	150.3	151.0	151.6
	143.6	144.1	144.6	145.1	145.6	146.3	147.0	147.8	148.5	149.2	149.9	150.7	151.4	152.0
14歳6か月	143.9	144.4	144.9	145.4	145.9	146.6	147.4	148.1	148.8	149.6	150.3	151.0	151.8	152.4
	144.2	144.7	145.2	145.7	146.2	146.9	147.7	148.4	149.2	149.9	150.6	151.4	152.1	152.7
15歳	144.5	145.0	145.5	146.0	146.5	147.3	148.0	148.8	149.5	150.3	151.0	151.8	152.5	153.1
15歳6か月	144.8	145.3	145.8	146.3	146.8	147.5	148.3	149.0	149.7	150.5	151.2	151.9	152.7	153.2
16歳	145.1	145.6	146.1	146.6	147.1	147.8	148.5	149.2	150.0	150.7	151.4	152.1	152.8	153.4
16歳6か月	145.3	145.8	146.3	146.8	147.3	148.0	148.7	149.4	150.1	150.8	151.5	152.2	152.9	153.5
17歳	145.4	145.9	146.4	146.9	147.4	148.1	148.8	149.5	150.2	150.9	151.6	152.3	153.0	153.6
17歳6か月	145.6	146.1	146.6	147.1	147.6	148.3	149.0	149.6	150.3	151.0	151.7	152.3	153.0	153.6